Let's ask a doctor mental health

心のお医者さん
に聞いてみよう

発達障害の人が〝普通〟でいることに疲れたとき読む本

〝過剰適応〟からラクになるヒント

精神科医・ランディック日本橋クリニック院長
林 寧哲 監修

大和出版

はじめに

「“普通のふり”をしているのがとても疲れる」発達障害の問題を抱えている方のなかには、こんな思いをもつ方が多いのではないでしょうか。この悩みは、幼少期から発達障害と診断されて支援を受けている方より、その傾向がある“グレーゾーン”だとされてきた方、大人になり社会生活がうまくいかず、発達障害ではないかと周囲に指摘されるようになった方から、よく聞かされます。

発達障害の傾向があるとみんなが「普通」に行っていることができません。グレーゾーンに属する人は、がんばれば「普通」についていけます。でも職場や学校で集団から外れまいと必死でみんなに合わせ、家に帰るとグッタリ。自分を押し殺し、他人を優先するような行動パターンができ、疲弊してしまう……。こういう状況を「過剰適応」と呼びます。発達障害における人の過剰適応のつらさは、周囲に理解されません。「普通」を演じる苦労など普通の人には想像がつかないからです。

本書では発達障害グレーゾーンの人における過剰適応のメカニズムを明らかにし、日々の疲れをとり除きながら、生活を送るための工夫を紹介します。カギとなるのは睡眠時間の確保です。グレーゾーンの人が生きる術を身につけていかれることを願っています。

精神科医・ランディック日本橋クリニック院長
林 寧哲

CONTENTS

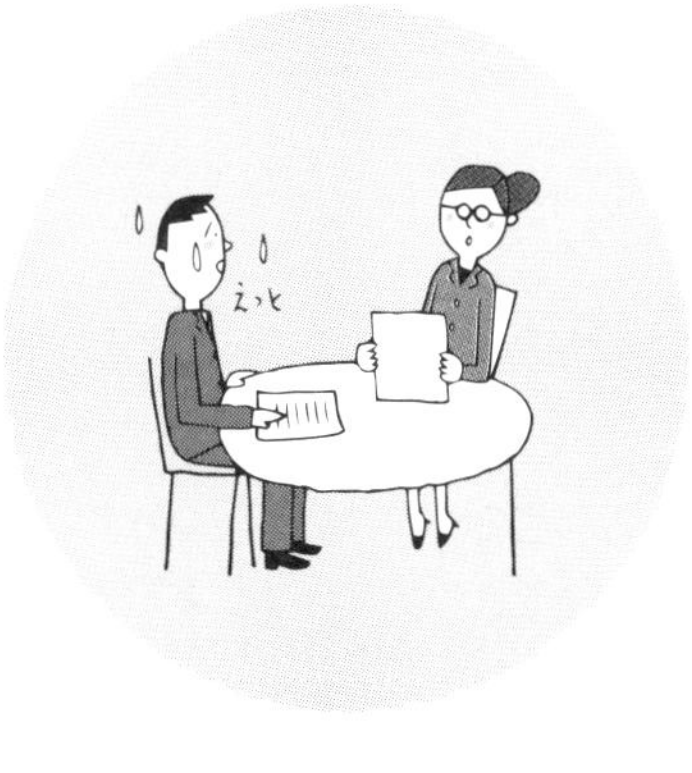

Part2

過剰適応を起こしやすい 発達障害3タイプから 自分自身を理解する——33

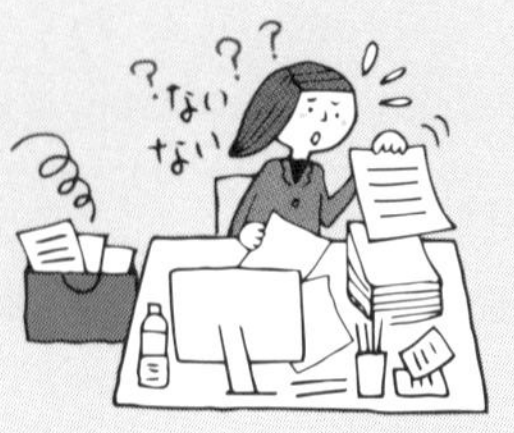

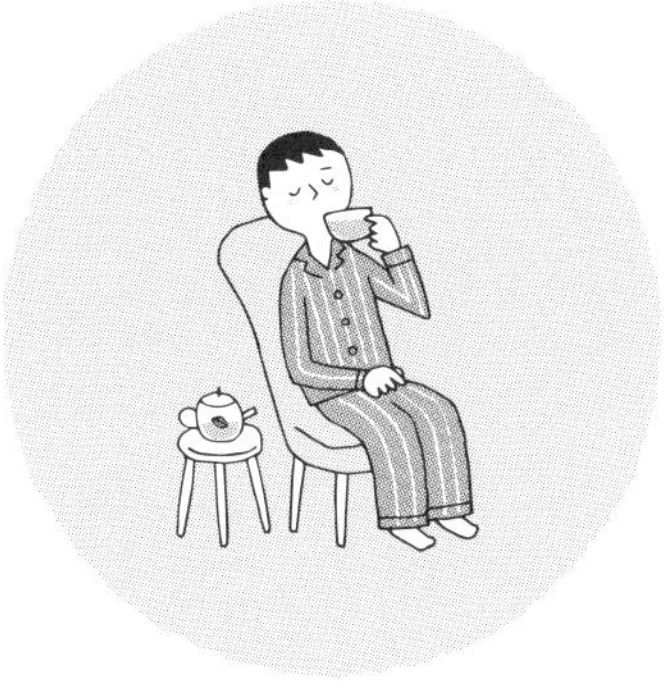

CONTENTS

Part4

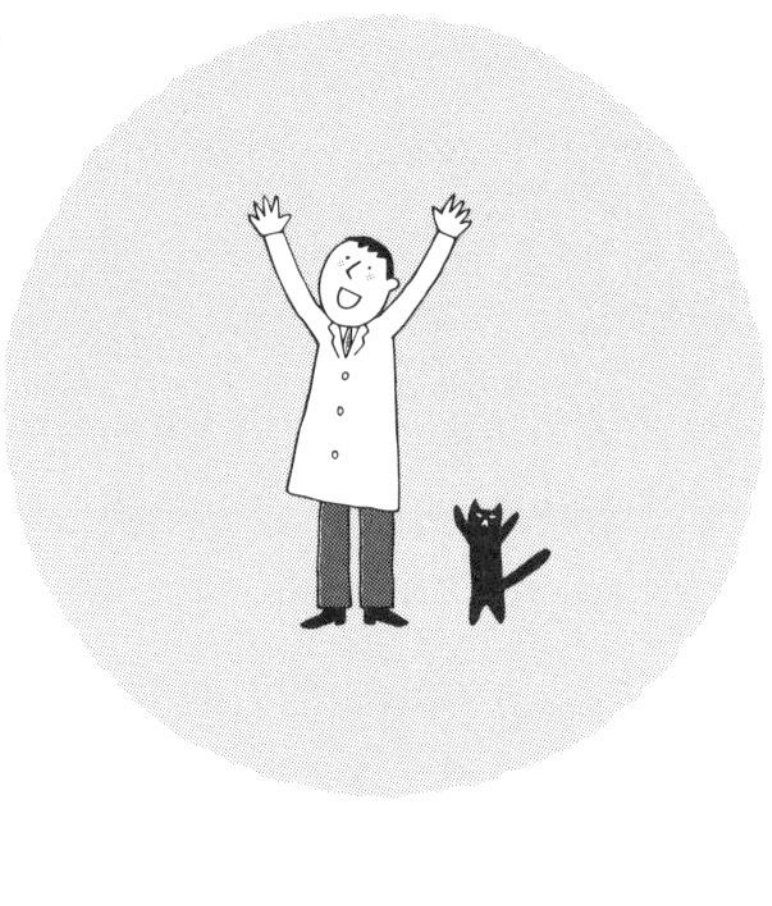

イラスト●山村真代
デザイン●酒井一恵

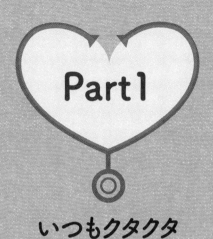

Part1

いつもクタクタ

他人に合わせようと
がんばりすぎていませんか？

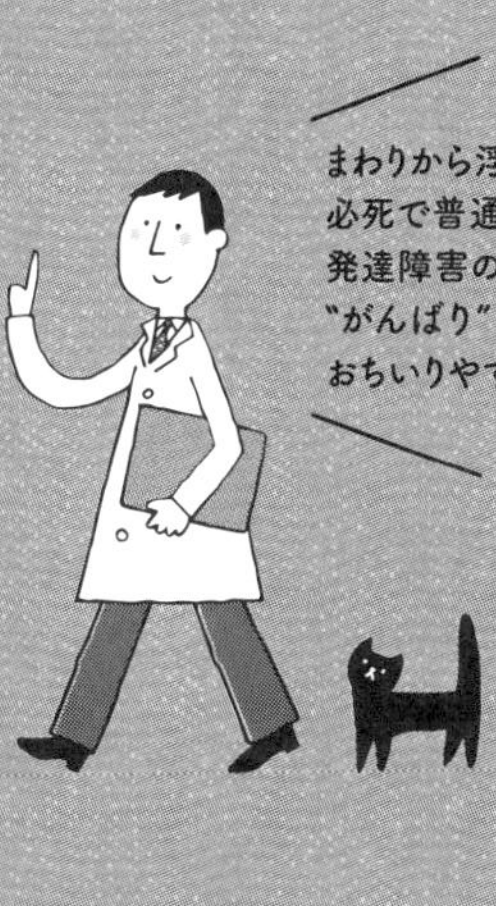

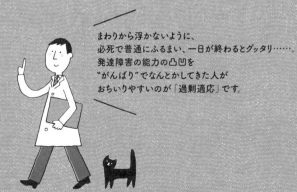

まわりから浮かないように、
必死で普通にふるまい、一日が終わるとグッタリ……。
発達障害の能力の凸凹を
“がんばり”でなんとかしてきた人が
おちいりやすいのが「過剰適応」です。

「まわりに合わせる」ことに必死。本当の自分を隠してがんばり続ける

がんばりやがまんで日常を乗り切る

ありのままにふる舞い、思ったことを口にし、周囲から白い目……。周囲から浮かないように「人に合わせなくては」と神経をすり減らす日々。人に合わせようとがんばるうちに、自分を押し殺すように。こういう状態を「過剰適応」と呼びます。発達障害のなかでも、社会生活をなんとか送れる「グレーゾーン」の人に多く認められます。

本当の自分を押し殺していない？

自分の感情を押し殺したり、まわりから浮かないように、問題にならないようにがまんしていたり。いつも無理している状態が続いていたら過剰適応の可能性大。

□ 人と会う場面ではいつもビクビク

思うようにふるまったり、しゃべったりすると、変な空気になったり、あとから叱られたり。でも仕事上話さないと評価してもらえないことも。人と会う場面ではつねに緊張状態。

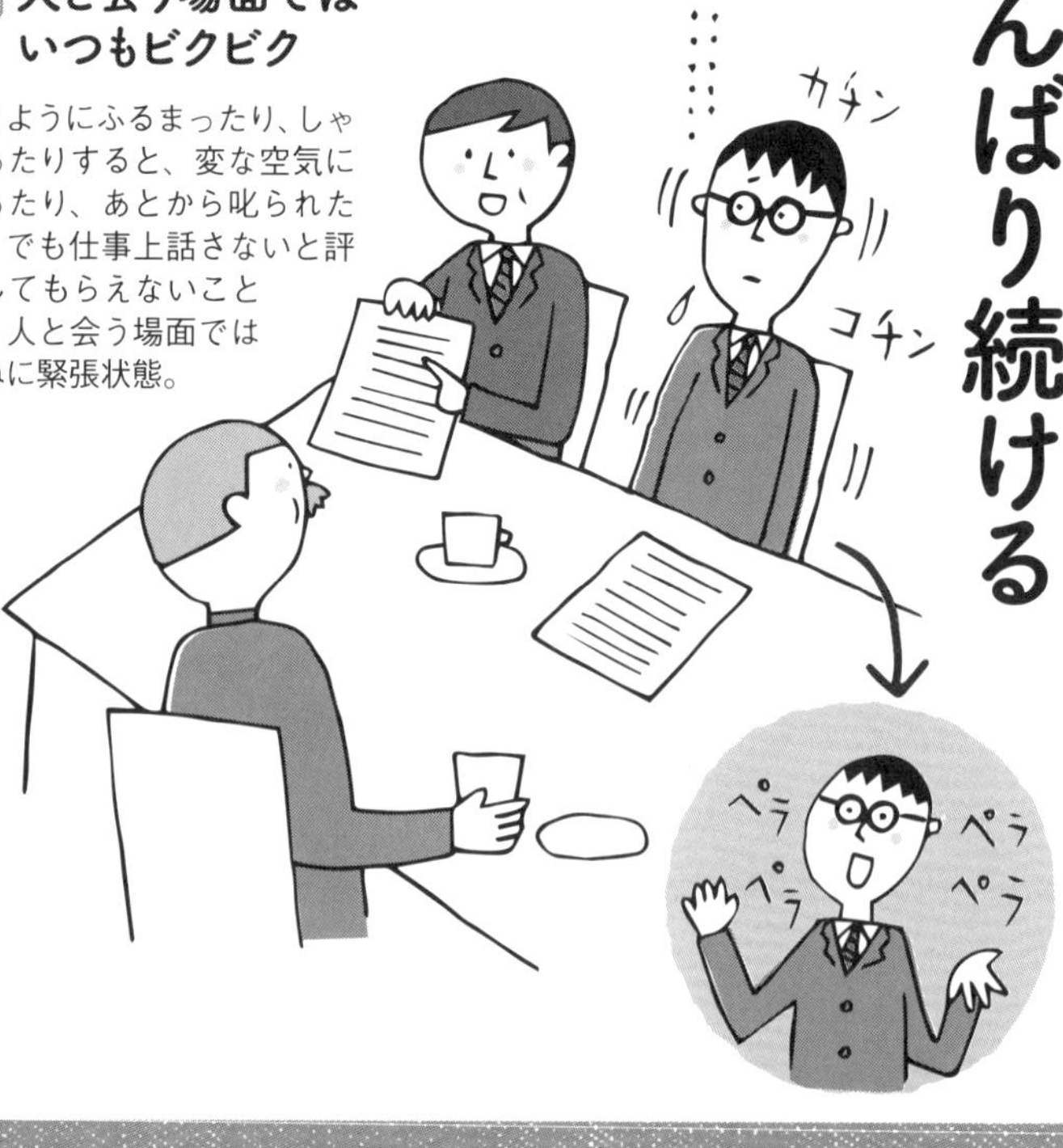

本当は…

思っていることを話したい。相手の間違いは正したい。

☐ 人が通るたびに、気になってしまいイライラ

人が行き来するたびに、動きや気配が気になってしまい、せっかく仕事に没頭しているのに、集中が途切れてしまう。イライラするから疲れも倍増。

☐ 職場の雑音が頭に響く……。ひたすらがまん

ドアの開閉音、エアコンの音、甲高い話し声……オフィス内の雑音が頭のなかに響いてつらい。でも、まわりの人は気にならない様子。ひたすらがまんし続けている。

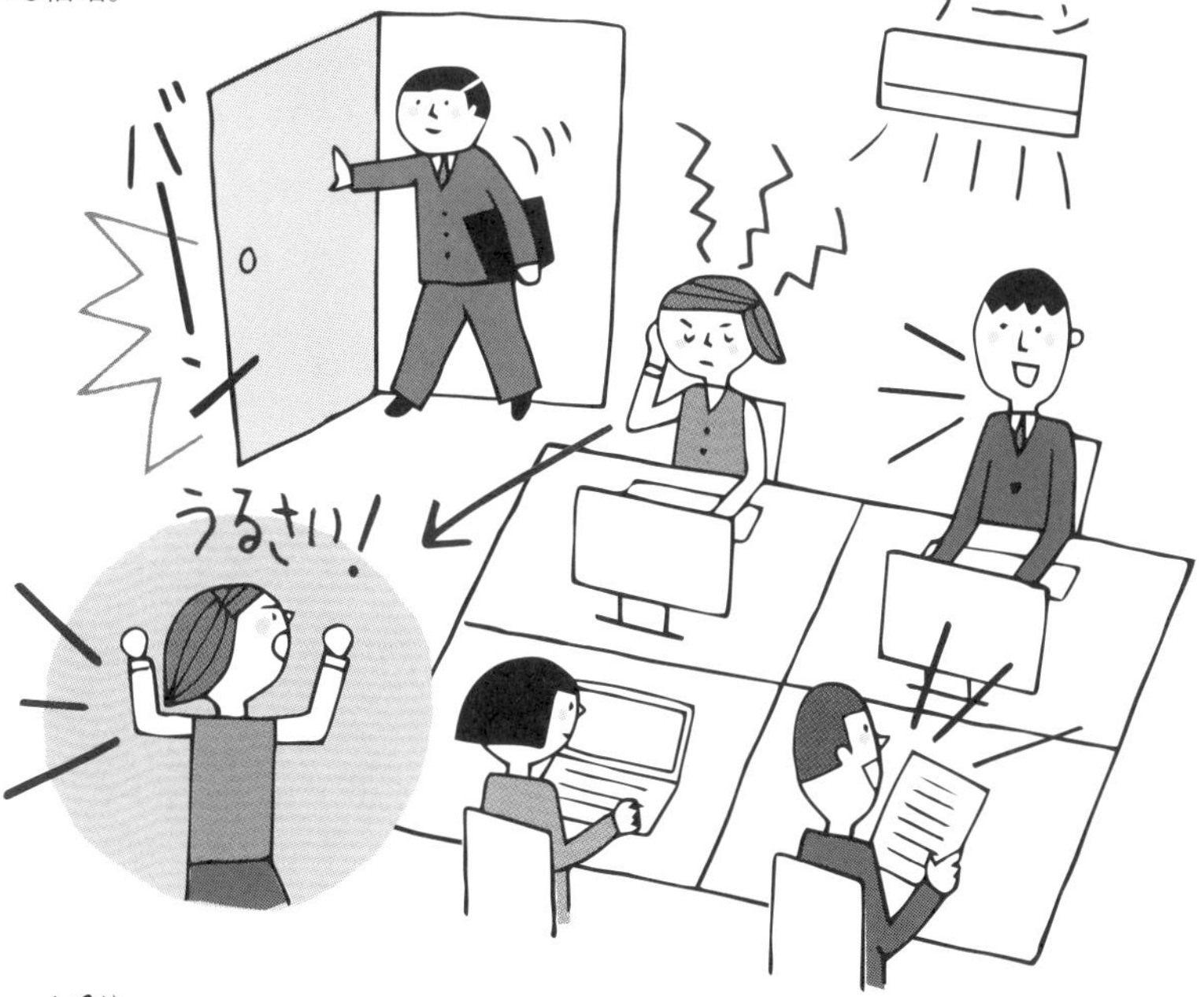

本当は…

みんな静かにしてほしい。私の前を通らないでほしい。防音の個室にこもって仕事をしたい。

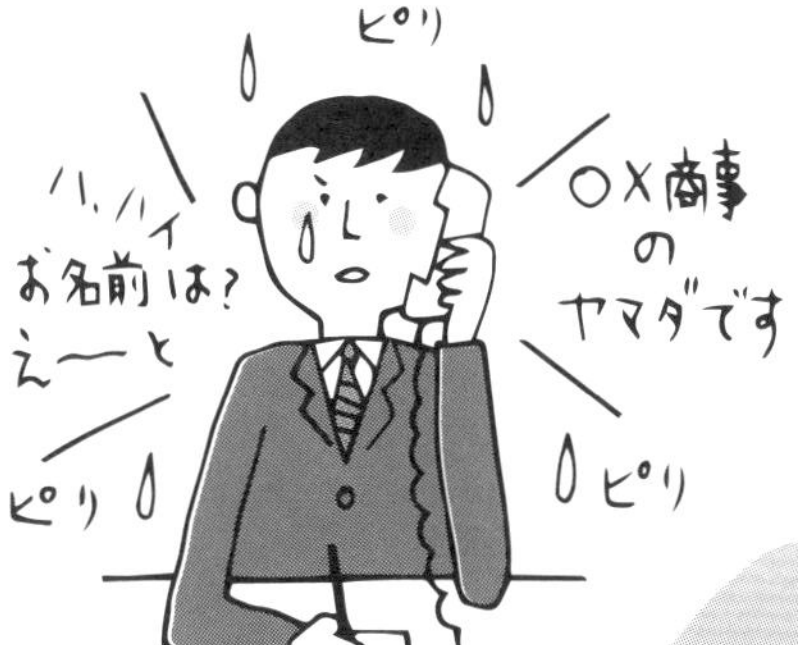

☐ 毎日電話の取次ぎ。聞きもれ、書きもれがないようピリピリ

電話は前ぶれなくかかってくる。知らない相手と話すことが苦痛。緊張状態で相手の会社名、名前、電話番号を聞いてメモしなくてはならないと思うと、頭のなかが真っ白。

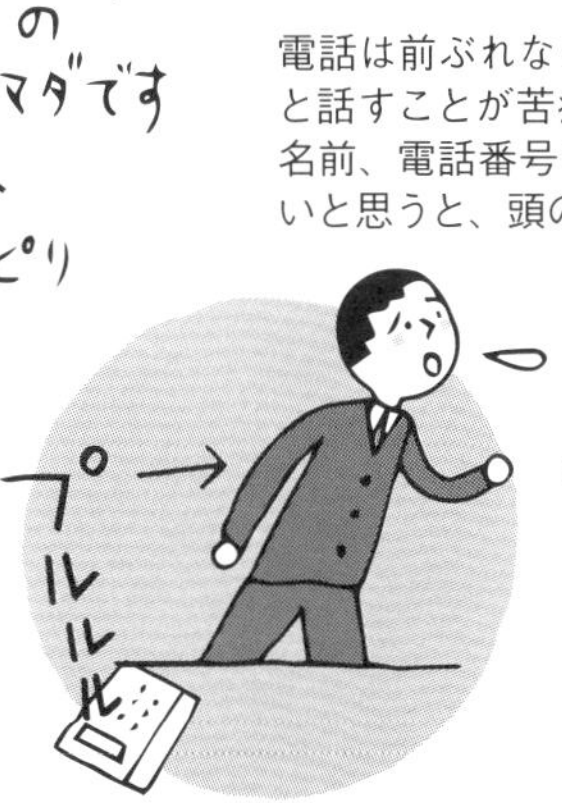

本当は…

電話なんて出たくない。取次ぎなんてほかの人にまかせたい。

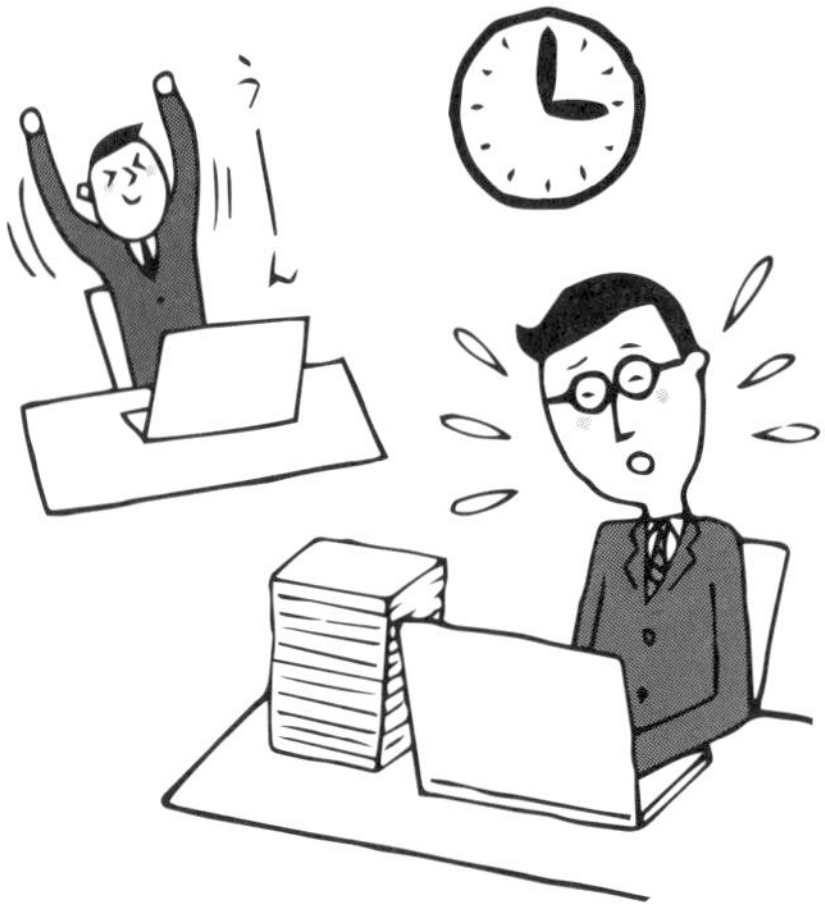

□ 始業から仕事は完璧に。でも昼を過ぎたらヘトヘト

朝から昼休みまできっちり丁寧に仕事をこなしている。午後になると集中力が続かず、ヘトヘトに。でもまわりの人は平気な顔で仕事をしているのでサボることもできない。

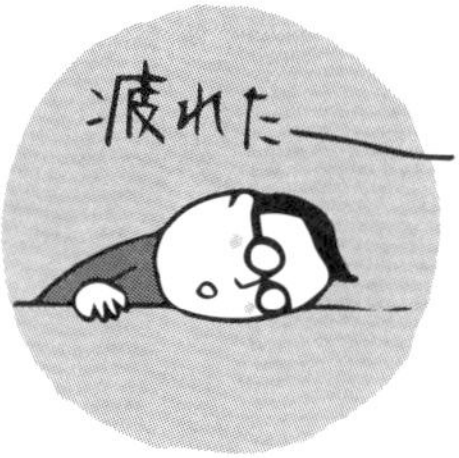

本当は…

終業時間までは働けない。早退させてもらいたい。

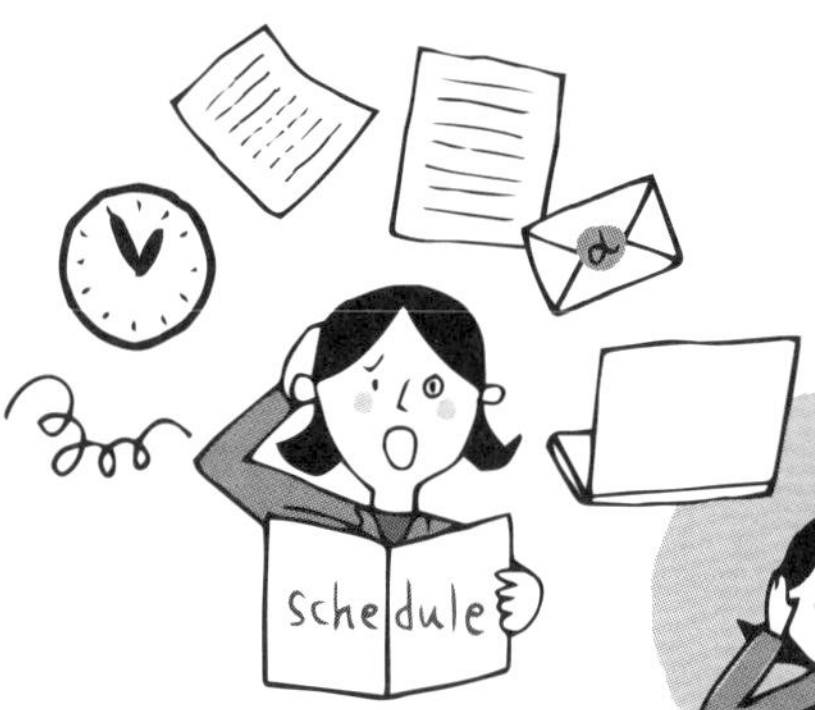

□ 3年目になり仕事が複雑に。マルチタスクをこなすのが大変

入社3年目に突入し、複数の仕事が同時並行。一日のうちにいくつもの予定が入ってくると混乱。うっかりミスやもの忘れを頻発。スケジュール帳とにらめっこ。不安と緊張の日々。

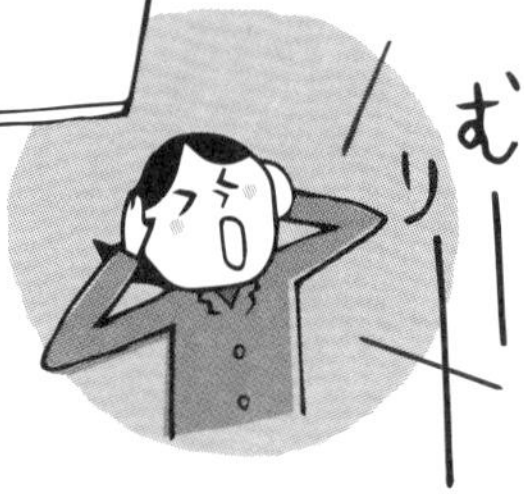

本当は…

用事は一日ひとつまでにしてほしい。この先やっていけるのだろうか……。

□ 日々の進捗報告がおっくうで仕方ない

上司との面談。一日の仕事の報告・相談をするだけなのだが、過度に緊張してしまう。世間話をされてもうまく応えることができない。あいづちをうつのもおっくう。

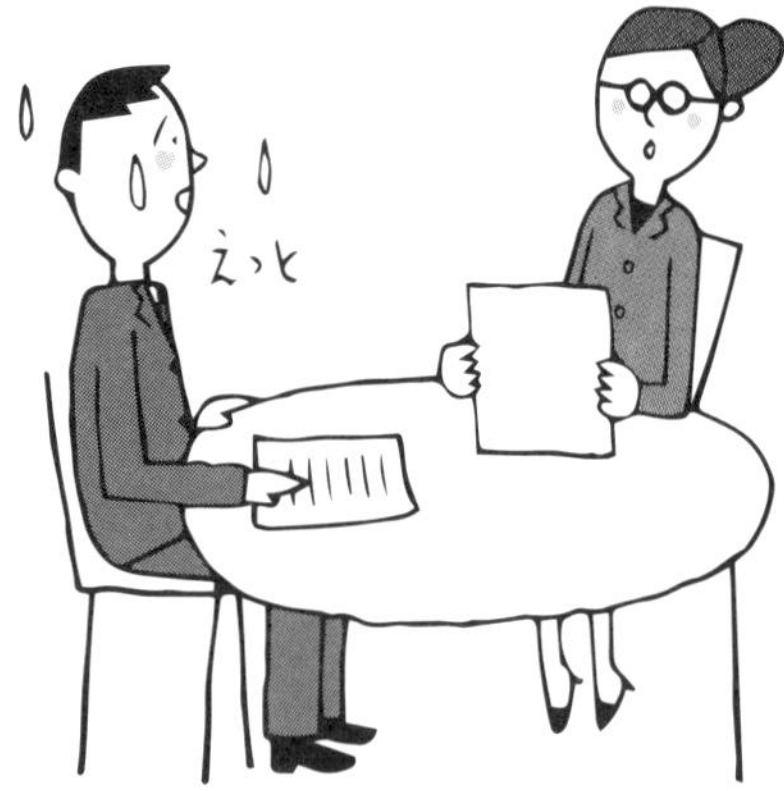

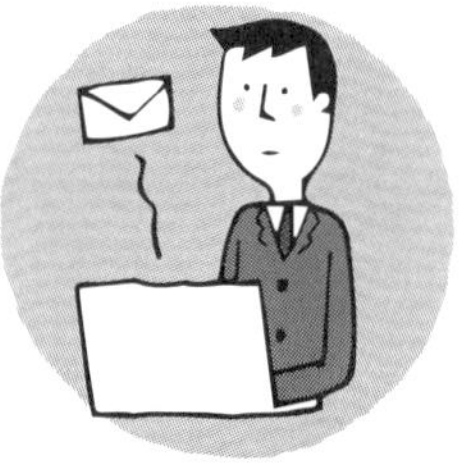

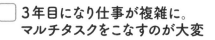

本当は…

世間話なんて無駄。進捗報告なんてチャットで済ませたい。

□ ハッと気づくと時間が過ぎてしまい、予定がガタガタ

好きなことをやり始めると集中しすぎて時間の感覚がなくなってしまう。ハッと気づくと次の約束の時間を過ぎて大あわて。予定が崩れていく。

本当は…

時間なんて気にせず好きなことを好きなだけしていたい。

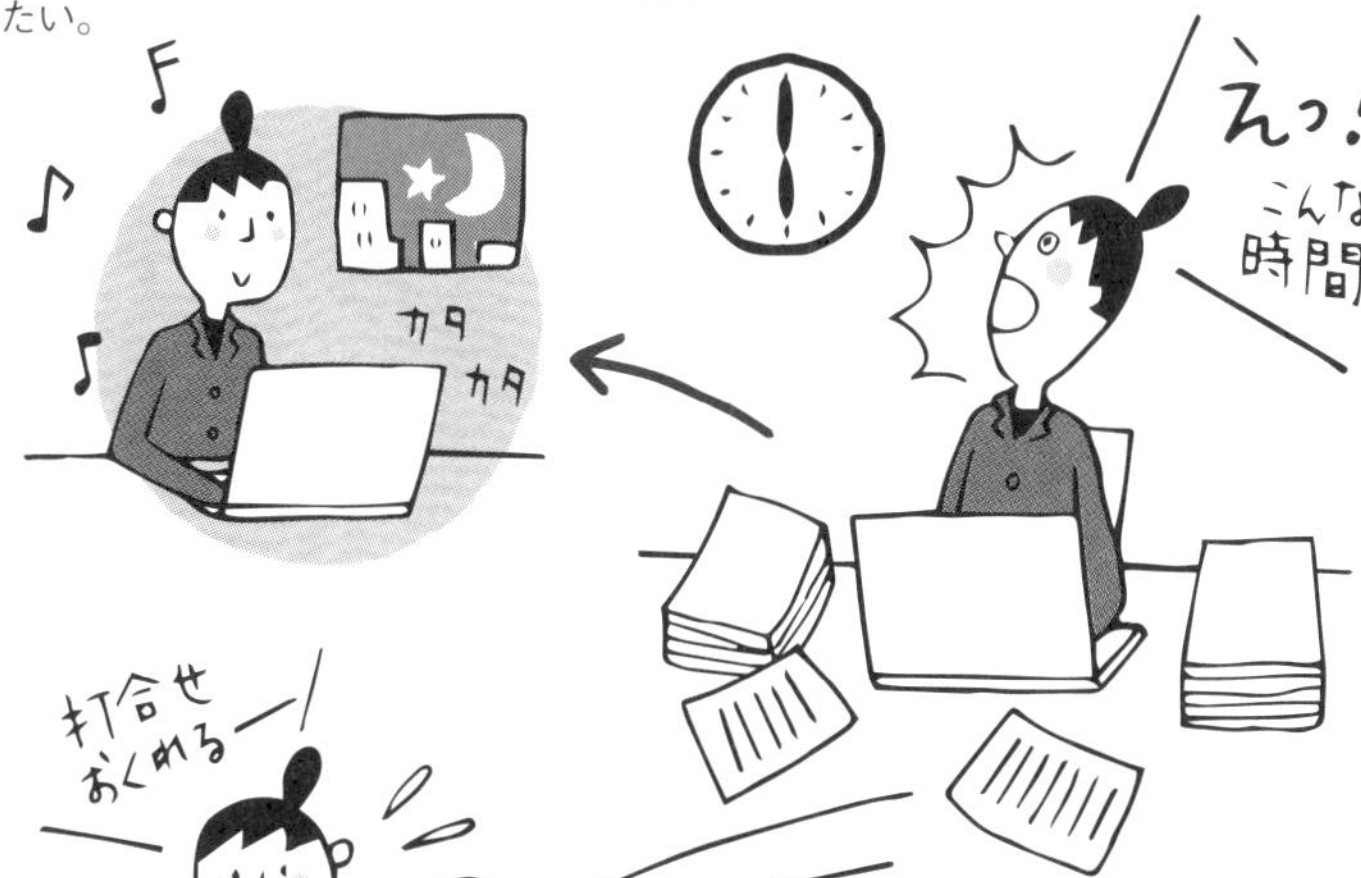
カタ
カタ
えっ！
こんな
時間！

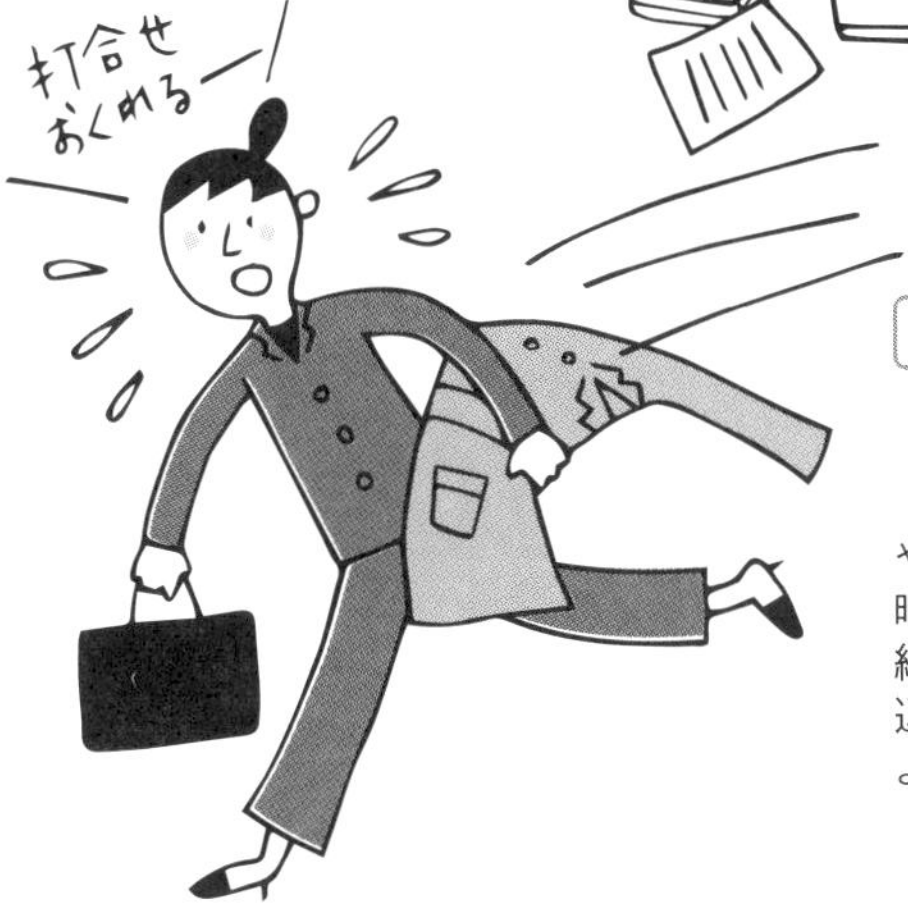
打合せ
おくれる―

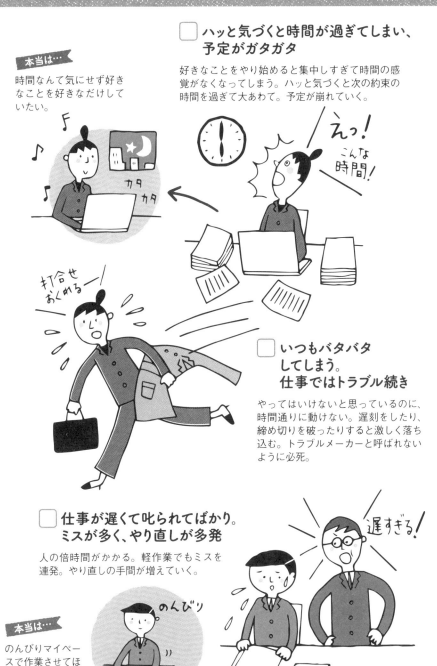

□ いつもバタバタしてしまう。仕事ではトラブル続き

やってはいけないと思っているのに、時間通りに動けない。遅刻をしたり、締め切りを破ったりすると激しく落ち込む。トラブルメーカーと呼ばれないように必死。

□ 仕事が遅くて叱られてばかり。ミスが多く、やり直しが多発

人の倍時間がかかる。軽作業でもミスを連発。やり直しの手間が増えていく。

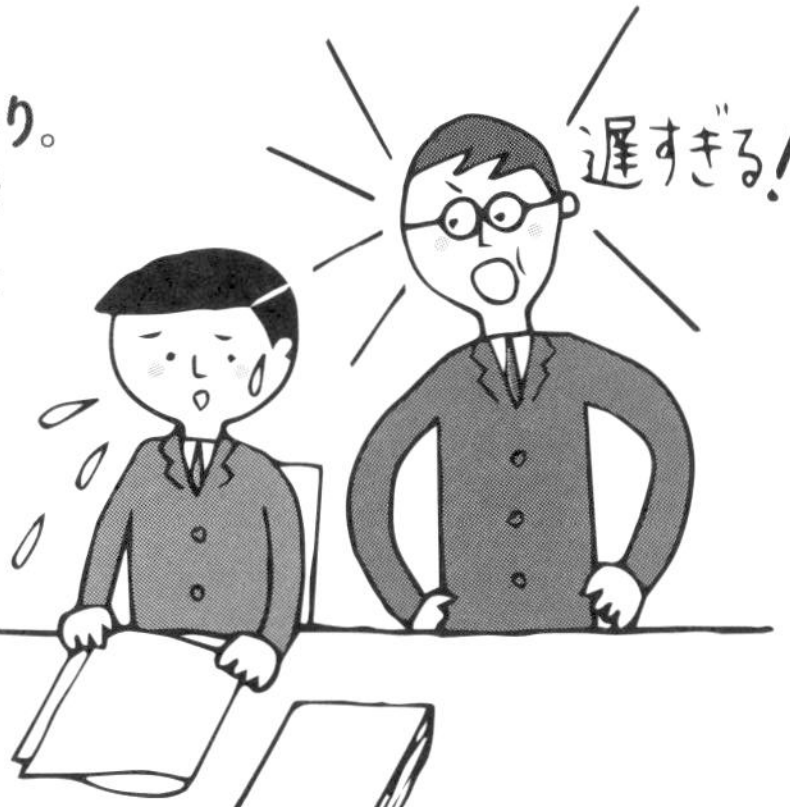
遅すぎる！

本当は…

のんびりマイペースで作業させてほしい。

のんびり

疲労困憊していない？ まず、自分の疲れに気づく

日常の疲れを自覚することが大事

疲れ果てていませんか。発達障害の特性で、限界を超えて疲れていても気づかない可能性があります。放置していると、過剰適応から二次障害を引き起こしてしまうことにもなりかねません。

疲れ具合と困り具合を数値化してチェックしましょう。まずは自覚することから始めてください。

1週間の疲れ具合を10段階でチェック

1週間の仕事の始まりと終わりの日で、
疲れ具合がどのくらい変化しているのかを確認してみよう。

□ 1週間の 始まり の疲労度 10 段階 ✓

0 5 10

▼▼

□ 1週間の 終わり の疲労度 10 段階 ✓

0 5 10

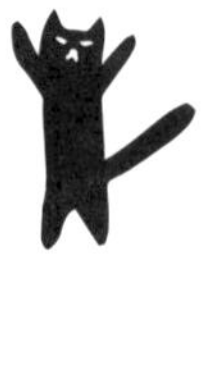
その日の疲れを
その日のうちに
解消することが
できていますか？

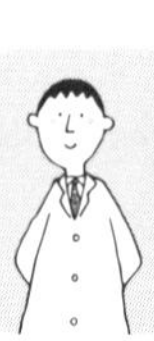

数値が増えていたら、毎日の生活のなかで疲労をリセットできずにいる証拠。そのまま疲れを溜め込んでしまうと、ストレス症状が現れ、いつか適応障害やうつ病（P26）を引き起こすことに！

こんなストレス症状はない？

すでにストレス症状のサインが出ていないかをチェック。
ここ1〜2週間の生活をふり返ってみよう。

気分の変化はどう？

- □ 好きだったことが楽しめなくなっている。
- □ 憂うつな気持ちになることが増えた。
- □ 消えてしまいたいと思うことがある。
- □ なにか考えようと思っても、うまくまとまらない。
- □ この先のことが心配・不安で仕方ない。

行動に変化は？

- □ 気持ちが高ぶると、モノや他人に暴力的に当たってしまう。
- □ 連絡しないまま、学校や仕事を休んでしまうことがある。
- □ 意欲がわかず、動くこと自体がおっくう。

身体症状はない？

- □ 突然息苦しくなることがある。
- □ 理由もないのに涙が出ることがある。
- □ 体がだるい。痛みがある。

食欲・睡眠に異変は？

- □ 食欲がわかない。
- □ 眠れない。寝てもすぐ目が覚めてしまう。

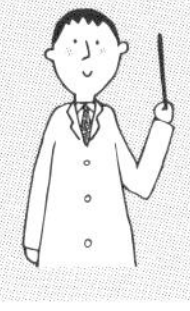

3つ以上チェックがついたら、
ストレス過多の可能性も考えて。
一度、生活を見直す必要があります。

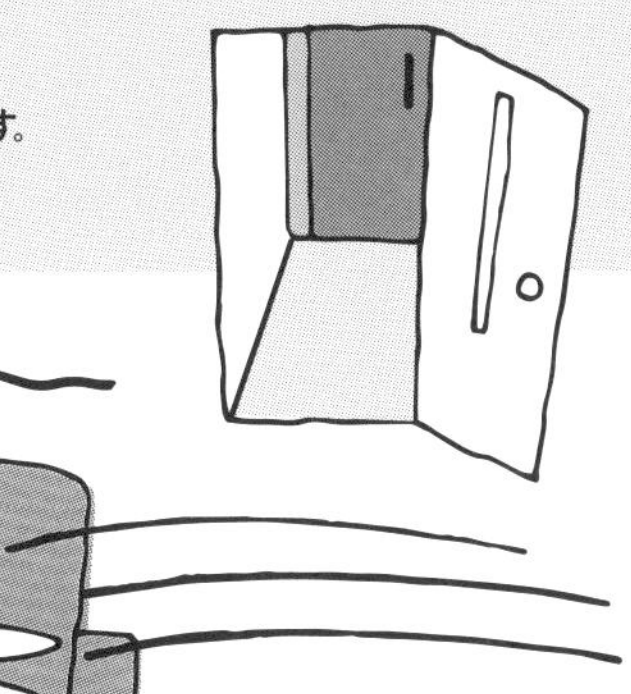

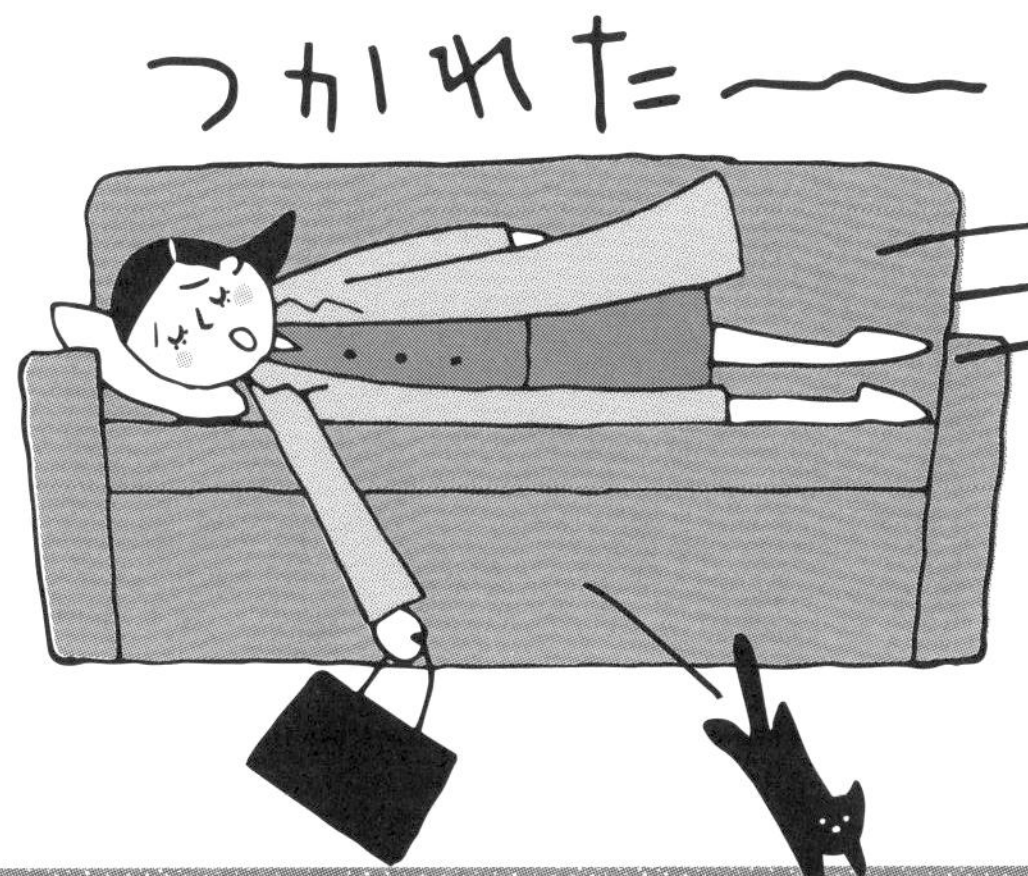

外にいるあいだは、他人に合わせるために緊張の連続。家に帰ると着替える気力もなく、ソファに倒れ込んでしまう人も。

能力が少し凸凹《でこぼこ》。大人になってから普通（定型）の社会で生きづらい

障害が軽度であるために苦労する

発達障害は能力や認知に凸凹が生じる障害です。普通の発達段階を踏む定型発達から重度の発達障害まで、凸凹の程度には明確な境界がなく、虹色のグラデーションのような連続体（スペクトラム）なのです。無理をすれば集団に合わせられるのは軽度のグレーゾーンに属する人たち。ADHD と ASD、DCD をもつ人が過剰適応におちいりがちです。

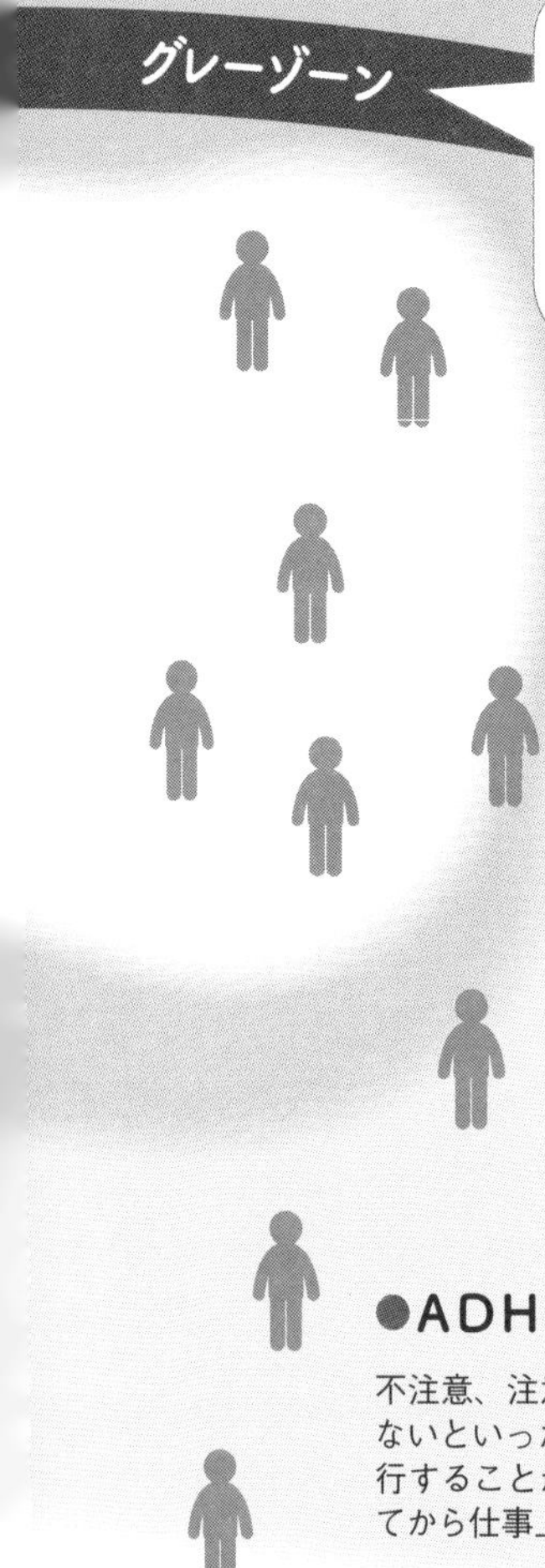
グレーゾーン

発達障害の傾向はあるが、診断が下るまではいかない。また、環境により適応できるときとできないときがある。がんばれば周囲に合わせられるため、幼少期に発見されないことも。

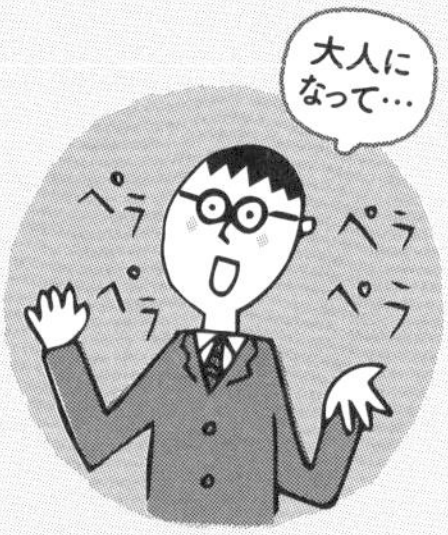
大人になって…
ペラ
ペラ
ペラ
ペラ

●ASD 自閉スペクトラム症

興味の対象が限られており、くり返し熱中する常同性が見られる。自閉の症状は幅広く連続的。ただ共通して他人への関心が薄く、対人関係が苦手。集団のなかで浮きやすい。

大人になって…

●ADHD 注意欠如・多動症

不注意、注意が続かない、衝動性が抑えられないといった特性。ものごとを順序立てて遂行することが難しいため、とくに大人になってから仕事上において問題が生じやすい。

発達障害

脳の領域間の連携の不具合により、発達に偏りが生じ、社会生活に支障をきたす。凸凹のタイプに関わりなく刺激に敏感で抑制がきかず（抑制機能障害）、できることとできないことの差が大きい。

●LD（SLD）学習障害（限局性学習症）

読み書き計算などができない。多くは小学校の段階で発見され、支援対象となる。

●知的発達症

IQ（知能指数）70 未満が支援の対象となる。ただ IQ70 前後の軽度の場合には発見されず、大人になってから社会生活に支障をきたすことも多い。

●コミュニケーション症

耳から入ってくる情報の処理がうまくいかず、やりとりがちぐはぐになる。書いたり話したりするのが困難な言語症のほか、発声が困難な語音症や、どもってしまう吃音なども。

●チック症

意図せずに起こってしまう身体の軽い動きや発声、せきばらいなど。ASD と合併し、汚い言葉などが無意識に出ることがあるものをトゥレット症候群と呼ぶ。

●DCD 発達性協調運動症

極端に不器用で処理速度が遅い。手足を協調させながら行う運動、繊細さを要する手先の動きなどが苦手。ASD、ADHD とも合併。とくに ADHD との合併を DAMP 症候群と呼ぶ（P51）。

発達障害

定型発達

発達障害ではない多くの人たちが社会を形成している。発達障害の程度が軽ければ、定型発達の集団に加わり行動できる。しかし程度が重いと参加意識自体が薄く社会生活が困難。

●その他の神経発達症

分類されないが、発達の問題で生じると思われる特定不能なタイプの障害もある。

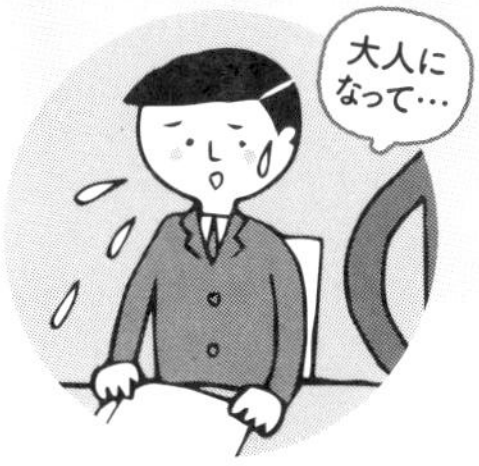

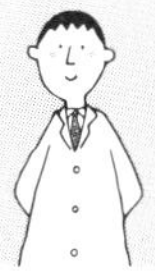

過剰適応を起こしやすいのは、ASD、ADHD、DCD の軽度の人たちです。

過剰適応とは❶

がんばれば「普通」に届く。だからがんばるしかなくなる

過剰適応とは「周囲に適応しなくては」と思うあまり、自分より相手や周囲を優先しすぎてしまうことから起きる問題です。

努力しているからこそ障害に気づかれない

過剰適応は、発達障害のある人だけに見られる状態ではありません。育ってきた家庭に問題があり、自己肯定感が低くなってしまった人などにも見られます（P30）が、発達障害が軽度な場合にはよく現れます。

発達障害は、脳の発達がアンバランスで能力に凸凹が生じ、認知やコミュニケーション能力、感情の制御などに偏りができ、周囲とうまくやっていけなくなることが多い障害です。凸凹の現れ方は人それぞれで、障害の程度は軽度から重度まで連続的な段階があります。能力の平均ゾーン内が定型発達の人だとすると、平均以上でも以下でも、凸凹の現れ方が激しいほど、定型発達の人と同じ環境に適応するのは難しくなります。

【DCDの人の例】

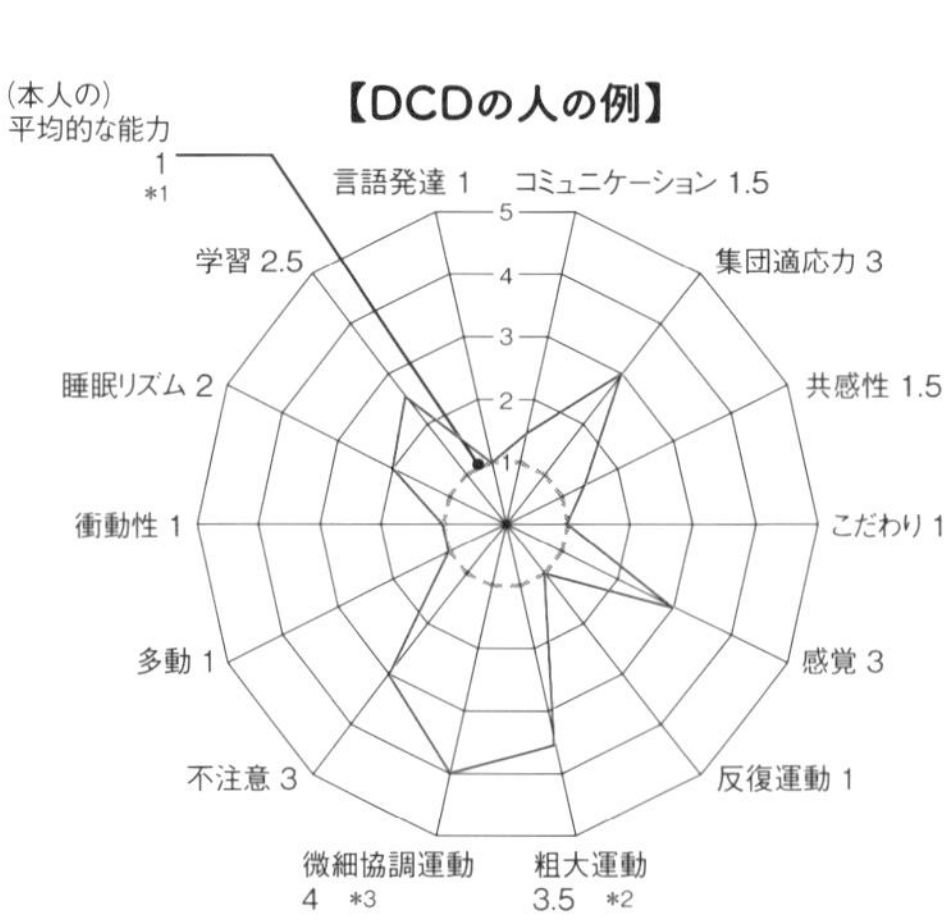
(本人の)
平均的な能力
1
*1
言語発達 1
コミュニケーション 1.5
集団適応力 3
共感性 1.5
こだわり 1
感覚 3
反復運動 1
粗大運動
3.5 *2
微細協調運動
4 *3
不注意 3
多動 1
衝動性 1
睡眠リズム 2
学習 2.5
5
4
3
2
1

能力の凸凹が小さい

運動に関してできないことはあるが、あとの能力は凸凹が少ない。

↓

不適応を起こしにくい

*1　点数が大きいほど障害が重い。
*2　座る、立つ、歩く、走るといった身体を大きく使う動作。
*3　手指を使う細かい動作や手と足、手と目など相互調整しながらの動作。

しかし凸凹の差が小さいなど、障害の程度が軽度な場合は、定型発達の世界に合わせようとがんばればなんとかやっていくことができます。

このように定型発達と発達障害とのはざまにいる人を、発達障害グレーゾーンと呼ぶことがあります。傾向が見られても診断基準から外れていたり、「人に合わせようとする努力」の結果、大人になるまで本人も周囲も発達障害の存在に気づかなかった、というケースも見られます。

小さい頃からがんばり続けた人がおちいりやすい

大人になって受診する方に多いのが自閉スペクトラム症（ASD）、注意欠如・多動症（ADHD）、発達性協調運動症（DCD）です。これらのグレーゾーンの人には過剰適応が見られます。

重い発達障害の人は「普通」に合わせられません。合わせることを諦めている人もいます。ところが軽度の方々はやれば合わせられます。小さい頃からがんばって普通の集団についていくことができました。でも大人になると、社会はより複雑になり、ますますがんばらなければならなくなります。過剰適応はこういう背景から生じてしまうのです。過剰適応を起こす方のなかには、過去に集団から疎外された経験をもち、つらい体験を味わいたくないという気持ちから必死になる人もいます。

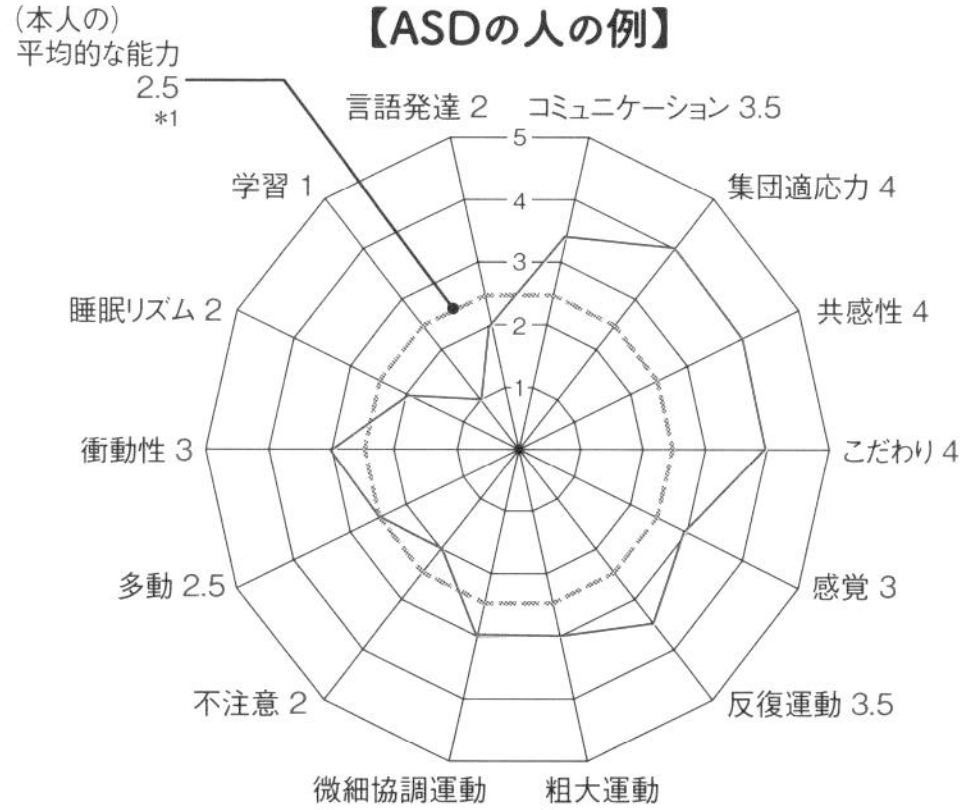
【ASDの人の例】
（本人の）
平均的な能力
2.5
*1
言語発達 2
コミュニケーション 3.5
集団適応力 4
共感性 4
こだわり 4
感覚 3
反復運動 3.5
粗大運動
3 *2
微細協調運動
3 *3
不注意 2
多動 2.5
衝動性 3
睡眠リズム 2
学習 1
5
4
3
2
1

能力の凸凹が大きい

凸凹の差が激しいほど、定型発達の世界で生活するときに、凸凹を平均値に合わせようと努力しなければならなくなる。

↓

不適応を起こしやすい

過剰適応とは②

他人にはできて普通・当たり前。本人は限界ギリギリの努力

過剰適応におちいっている発達障害グレーゾーンの人は、必死に努力をしてもなかなか評価にはつながらず、報われない思いをしています。

周囲の要求に応えるためにがんばっているのに

一生懸命みんなに合わせてがんばっても、周囲にはそのがんばりは理解されません。がんばって到達した水準が、定型発達の人が当たり前にやっている「普通のこと」だからです。

普通の人は、友だちとおしゃべりしたり、一緒に出かけたりするときに特別な努力は不要です。しかしＡＳＤがあり社会的活動が苦手な人は、他人とのコミュニケーションは負担になります。どうふるまえばいいのかわからないなかで、みんなと波風を立てずに過ごしていくには、ひとまず相手に合わせるしかありません。「自分がこうしたい」という気持ちを表さず、周囲の意見に同調し「周囲から浮かないように」ふるまう

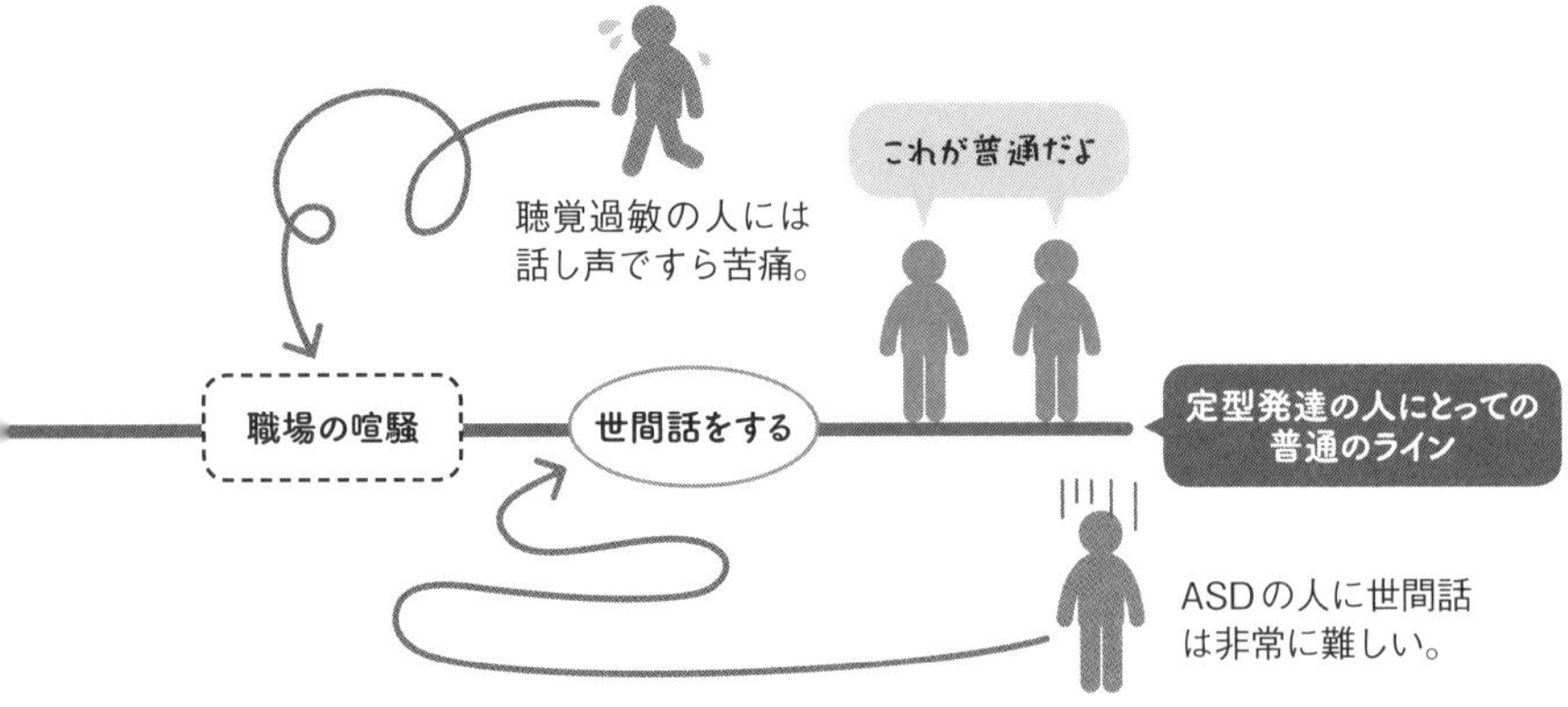
これが普通だよ
聴覚過敏の人には
話し声ですら苦痛。
職場の喧騒
世間話をする
定型発達の人にとっての
普通のライン
ASDの人に世間話
は非常に難しい。

ことになります。気が休まる瞬間はないでしょう。自分にそぐわないことをやり続ける苦労は、計り知れないものです。

日々の生活で必死になっていたり、疲れていたりしても「当たり前のことしかしていないのに、なんでそんなにくたびれているの?」と、グレーゾーンの人に対して心無い言葉を投げつける人もいます。

そもそも「当たり前」「普通のこと」「常識」は、定型発達の人たちが求める基準なのです。要求に応えるためにがんばっているのに、理解も評価も得られなければ、ひどく虚しい気持ちになるはずです。

いつのまにか自分を追い込んでいる

グレーゾーンの人が「普通に合わせる」には、普通の人のがんばりとは異なる次元の努力を要します。発達障害は先天的な脳の問題で起きるものです。生まれつきの能力の凸凹を、努力だけで対処するのは大変なことです。みんなと同じようにラクもしたい。けれどもラクをすれば周囲とズレてしまうことが、経験上わかっています。

「やるしかない」と思ってがんばり、自分をギリギリまで追い込んでしまいます。必死の努力を続けているうちに限界を超えて過剰適応におちいってしまうのです。

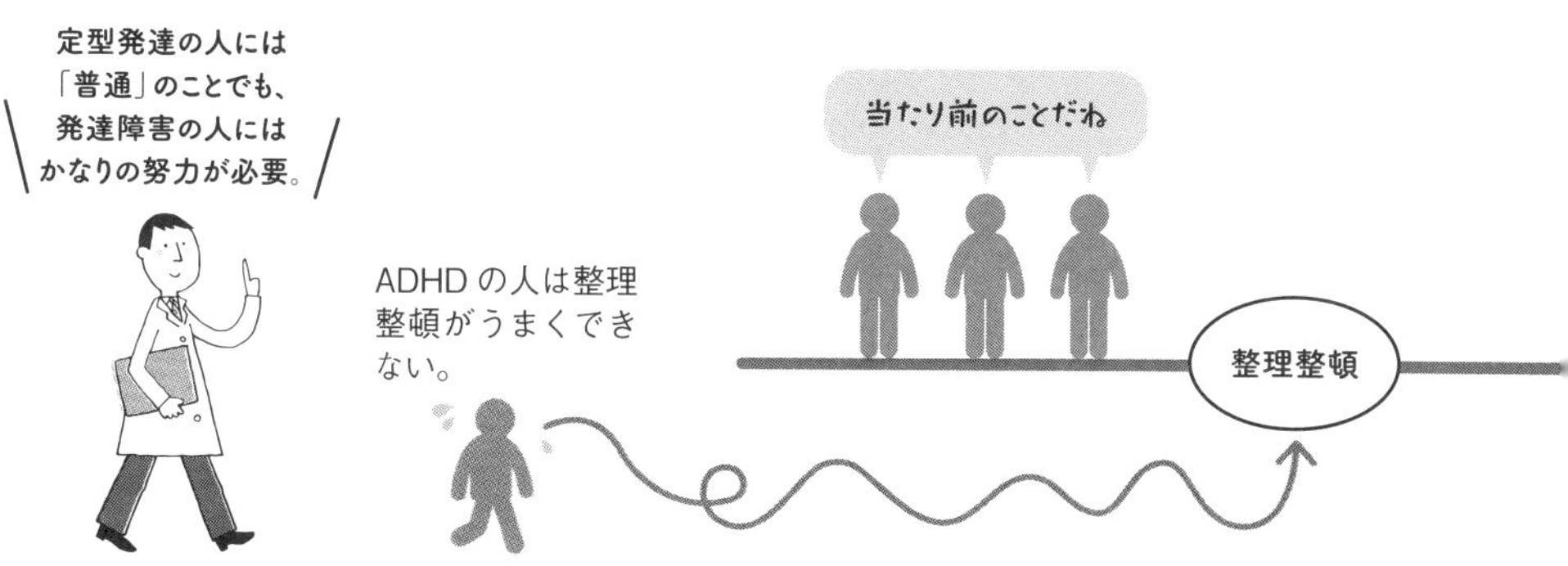
定型発達の人には「普通」のことでも、発達障害の人にはかなりの努力が必要。
当たり前のことだね
ADHDの人は整理整頓がうまくできない。
整理整頓

過剰適応の背景❶

過去の疎外体験から、「絶対に失敗できない」と思う

発達障害の人が、過剰適応を起こしやすい背景のひとつに、「疎外」の体験があります。

幼少期に仲間外れやいじめを受けた人も

年齢とともに、本人をとりまく社会は複雑になっていきます。学年が上がるにつれて「空気を読む」ことや「本音と建前」を使い分けることを求められるようになります。発達障害グレーゾーンの場合、小中学校のどこかの段階で、集団にうまく溶け込めない、浮いてしまったといった疎外体験をもつ人が多いのです。友だちから無視されたり、いじめられたりした体験がつらい記憶として残ります。また、人によってはこうした孤立が、家族のなかで起こっていたというケースもあります。

そして、疎外体験は、その後の行動や思考になんらかの影響を及ぼします。まず、自己肯定感が低下し、自分に自信をもちづらくなります。

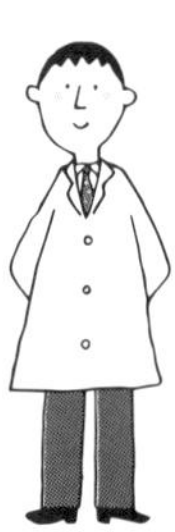
いじめなどで苦しんだ
経験があると、一層
がんばりすぎてしまいます。

他人とともに行動するときには、「またあんな思いはしたくない」と不安を抱くようになります。発達障害が軽度であるため、自分のふるまいが疎外の原因であると理解できます。他人に合わせていないと、浮いてしまう、いじめられる……「次は絶対に失敗できない」との思いから、自然と自分を抑制し、他人に合わせなくてはと考えるようになります。

将来にわたり過剰適応に悩み続けなければならない

重症の発達障害の人であれば、周囲に合わせることを諦めてしまうことも多いでしょう。幼少期に診断が下り、早期に障害として本人も社会もそれを受け入れます。障害があることを前提に、定型発達の社会で生きるルートを見出していくことができるのです。周囲に合わせようという気持ちも薄く、過剰適応におちいることもあまりありません。

軽度の場合、がんばれば能力の凸凹を埋められます。「定型発達」のふりができるために、周囲からは「普通にできている」と解釈されてしまいます。必死の努力で幼少期を生き抜いても、問題は解決されません。むしろ成人以降、複雑化した社会で仕事をしていく際に〝普通の人のふり〟を求められ、さらに将来にわたり、この問題に悩み続けなければならないのです。

疎外感は暴走しやすい

自閉的傾向がある人はいじめなどの疎外により「誰も受け入れてくれない」という被害者的感覚が蓄積されると、その感情が一般化され、自分を含めた対象に向けて攻撃的になることがあります。過度に自分を傷つける思考におちいりやすいので注意が必要です。

過剰適応の背景❷

どんなにがんばっても「もっとがんばれ」と言われる

発達障害の傾向がある人には、まわりの人たちはとてもラクに生活しているように見えます。定型発達の集団のなかで自分だけが、日々大変な努力をしてがんばっているように思えてしまいます。

「なぜがんばりをアピールするの？」と思われるつらさ

ところが「こんなにがんばっているのだから、認めてほしい」と思っても、周囲は評価してくれません。

努力の結果が「普通の人と同じパフォーマンス」になるため、基本的に「当たり前」のことをしているようにしか受けとってもらえません。人からは「もっとがんばれるんじゃないの」「努力しなさい」と言われてしまうことすらあります。

「自分はこんなにがんばっている」と、努力を懸命にアピールすれば、「その程度の結果で、どうしてそんなにアピールするの？」「当たり前のことしかやっていないじゃない」などと突き放され、さらにつらい思いをする人もいます。

「ここは自分の居場所ではない」と逃げ出したい気持ちに

発達障害によって能力に凸凹のある人が、定型発達の人で形成される普通の集団から外れないようにすることがどれほど困難なことなのか、それを普通の人が理解するのはとても難しいことです。

たとえばごく平均的な偏差値の人が、突然偏差値80超えの超エリート大学にひとり放り込まれてしまったとしましょう。何か国語も駆使し、難解な本を題材に活発な議論がくり広げられるなか、みんなについていこうと勉強しても、すぐには追いつけません。そこで「もっとがんばりなさい」と言われたら、誰もが「ここは自分の居場所ではない」と感じて逃げ出したくなるはずです。

偏差値の例を挙げましたが、実際には日常生活のさまざまな局面において起こります。ある能力が低ければ当然苦労します。逆に別の能力が突出していても、その環境にいる人たちに求められず、理解も得られない能力なら、その人は浮いてしまいます。能力は生来のもので根本的に変えられるものではありません。がんばりが空回りしてしまうのです。

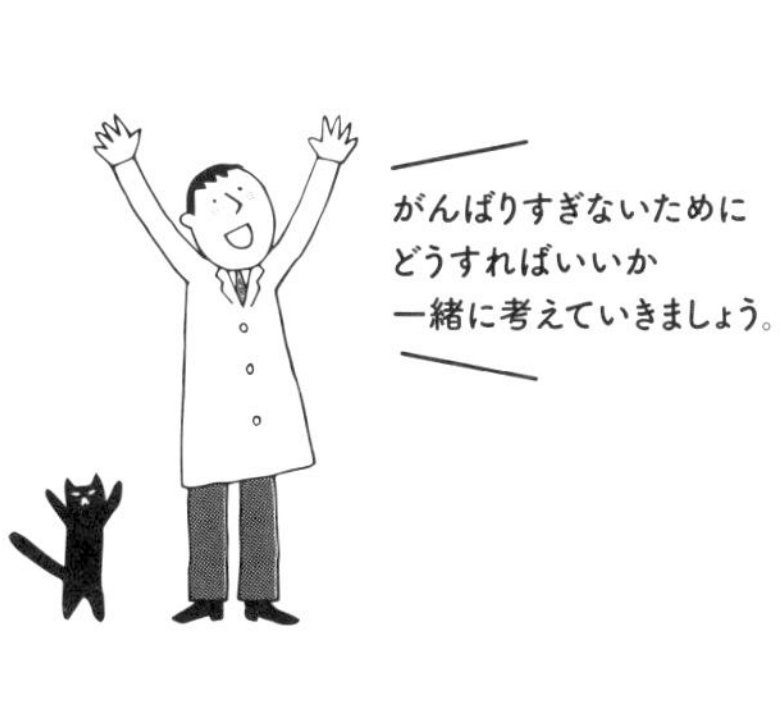
がんばりすぎないために
どうすればいいか
一緒に考えていきましょう。

過剰適応の背景③

「できる」ところで必死に。そこまでしないと居場所がない

「学校はけっして居心地のよい場所ではなかった」と言う発達障害の傾向がある人は一定数存在します。同年代の友だちのなかで「できない自分」を自覚させられることも多く、自己肯定感に大きく影響を及ぼすことがあります。

集団生活になじめず「自分なんか」と思ってしまう

「できない自分」を認識することのつらさが培われやすいのが体育の授業や運動会などのイベントです。顕著なのが発達性協調運動症（ＤＣＤ）の人です。ＤＣＤの場合、目から入る情報の処理がうまくいかないという特性があります。このためボールと自分、人との距離感がつかめないので、球技がとても苦手です。

ボールを扱うと失敗してしまうため、「あいつにボールを回すと必ず負ける」などと言われて、チームから外されてしまいます。

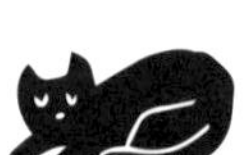
家や趣味の仲間など
仕事以外で自分の居場所を
つくることも大事です。

球技はチームプレイが多いため、こうした集団からの直接的な締め出しによって、ダイレクトに疎外感を味わうことになります。

さらに球技は、授業の時間だけでなく、遊びやクラブ活動などの時間でも行われます。

このような体験がくり返されるうちに、自己肯定感は低下していきます。「どうせ自分なんか」と思うようになりやすいのです。

成長過程でこうした否定的な感情を抱えると、自己概念にもゆがみが生じ、自分に対して自己否定的なイメージをもつことが少なくありません。「どこにも居場所がない」という疎外感が、集団生活によりなじまなくさせてしまうケースも多く見受けられます。

別の場所があるとはなかなか思えないもの

「自分の居場所がない」という気持ちは、焦りを生みます。気軽に「いやな思いをしたら別の場所に移ればいい」とは思えません。だからこそより一層必死でとり組みます。

しかし、能力に凸凹のある人と「普通の人」とのあいだには大きな溝があります。いくら努力を重ねても溝を埋めることはできず、いつしか限界を超えて過剰適応におちいってしまうのです。

他者の目を通して自己を見るか見ないかで異なるつらさがある

他者との関係がうまくいかないとき、DCD や ADHD の人は他者と自分を比較したり他者の目に自分がどう映るのかを考えたりしてつらい思いをします。ところが ASD の人は他者認知による自己評価を行うのが苦手。このため一匹狼でひょうひょうとわが道を行くことができます。

ただし集団のなかでは「自分勝手」「自己本位」などの批判を受けやすく、「どうしたらほかの人と仲良くできるのだろう」と悩む人もいます。

二次障害の危険

疲れを放置すると、適応障害やほかの病気を招く

発達障害のある人の大部分は潜在的に適応障害の問題を抱えています。

発達障害と適応障害がセットで起こる

発達障害は、能力に凸凹があることだけで診断されるわけではありません。診断を下すためにさまざまな検査がありますが、いちばん重要なのは現在の環境で生活に支障が生じているかどうかです。

コミュニケーションが苦手であっても、周囲がそれを寛容に受け止めていれば、苦手なままでもいやな思いをせずに社会生活が送れます。そのような環境であれば、とくに問題にはなりません。

能力の凸凹に加え環境への適応不能（過剰適応も適応不能の一種）のふたつの重なりにより、発達障害だと診断されます。

発達障害の人には、二次的に適応障害を起こすケースがよく見られます。適応障害は、ある環境において起きている問題を解決できず、多大

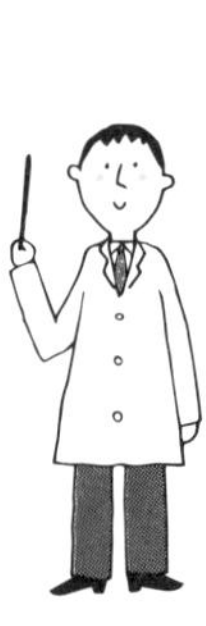
二次障害を避けるには、
疲れやストレスを
溜め込まないことが大切です！

なストレスを受けることによって起きる障害です（P29）。発達障害における環境への適応不能とは、すなわち適応障害のことなので、発達障害があるということは適応障害を起こしているということになります。

また本人の自覚が希薄でも、周囲が迷惑を被っていると訴える場合には、適応障害と見なされます。

適応障害からうつ病に移行することも多い

適応障害の一種である混合性不安抑うつ反応が進むと、混合性不安抑うつ障害など別の疾患、またうつ状態を引き起こすこともあります。

適応障害は、ストレスの原因から離れると比較的早期に回復します。たとえば職場や仕事が原因で適応障害になった場合、休職するとよくなります。適応障害でも抑うつ症状が現れますが、この抑うつはいわば「電池切れ」の状態。ストレスの原因から離れることで「充電」されます。電池が空になってしまっていると、休んでも抑うつが残ることもあります。しかし時間が経てば抑うつもなくなります。

一方うつ病は器質的な問題が背景にあり、より重篤です。電池切れを通り越して充電機能そのものが損傷している状態だと考えるとよいでしょう。まず投薬と休養が必要で、治療にはより時間がかかります。

発達障害の抑うつに効果がある抗うつ剤

いわゆる「新型うつ」と呼ばれる非定型うつは、うつ病（大うつ病）とは異なった性質をもちます。

あくまで私の個人的見解ですが、こうした非定型うつは、発達の問題がある人の適応障害にともなって生じる混合性不安抑うつ反応ではないかと考えています。

非定型うつには、新規に保険適用になった抗うつ薬のなかに、一定以上の効果があると思われるものがあります。

失敗におびえて不安症に、ストレス発散で依存症に

発達障害によって引き起こされる疎外感や自己肯定感の低下は、ほかの精神症状や社会的困難をもたらすとされています。

たとえば友だちから無視やいじめ、暴力を受けたり、授業についていけなかったりすると、自尊心が傷つけられて「自分はダメな人間だ」と思い込んでしまいます。なにをしてもうまくいかないので意欲を喪失したり、「失敗するのではないか」という恐れから強度の不安症になったりするケースも珍しくありません。また、半年以上も家から出られない社会的ひきこもりにおちいる人もいます。

また、強いストレスから逃れようとしてタバコやアルコール、薬物依存症におちいったり、攻撃的になって反社会的行動や違法行為に走ったりするケースも見られます。

あるＡＤＨＤの子どもを観察した調査によると、ＡＤＨＤの子どもは症状のない同年代の子どもと比べ、精神疾患のリスクが5倍に上昇するとされています。また、青年期になってＡＤＨＤの診断基準に合致しなくなった場合でも、依存症や反社会的行動のリスクが高い傾向にあるとされ、影響が長期に及ぶことが懸念されています。

ASDと純粋な社交不安症ではひきこもりの動機が異なる

他人が苦手という症状は、ASDでも社交不安症でも見られます。社会不安症の人が「人と関わりたいのに怖くて関われない」のに対し、ASDの人は「ひとりでいるのがラク」なので孤独のつらさはあまり感じません。ただしグレーゾーンの人は、人と関わりたいという気持ちがあり、孤立の寂しさを感じます。「自分本位なふるまいは他人からいやがられる」と伝えても、他者の気持ちをイメージできずに悩む人が多いようです。

起こりやすい二次障害

適応障害　いまいる環境に問題があり、強いストレス症状が出ている

周囲の環境や人、起きたできごとに対応できないために生じる強いストレス反応。ストレスを引き起こす要素（ストレス因子）への過度なとらわれと、ストレスにうまく対応できない「ストレスコーピングの失敗」から生じる。症状はうつや不安感、意欲減退や不眠、肩こり、頭痛など多岐にわたる。基本的にはストレス因子がとり除かれると６か月以内に症状が消失するとされるが、なかには６か月を過ぎてさらに悪化するケースも見られる。

うつ病　がんばりすぎてエネルギーが枯渇し、強い抑うつが続く

過労や環境の変化、愛する人との死別などストレスが引き金になって生じるが、明確な原因がないのに発症することもある。「もっとがんばれる」と、限界を超えてがんばるタイプの人がおちいりやすい。脳内で情報処理を担うある種の神経伝達物質が減少することが原因とされ、気分が落ち込み意欲が低下する。ある日突然起き上がれなくなるというケースも。発症初期には休養が必要。薬物療法を併用しながら休息することで徐々に回復する。

社会的ひきこもり　社会参加ができなくなる状態が半年以上続く

特定の病気や障害によらず、就労や就学などの社会的参加を回避して家庭にとどまり続けている状態。まったく外出できないケースに限らず、外出しても対人交流がほとんどない場合も含まれる。厚生労働省の定義によれば、原則的には６か月以上ひきこもり続けている状態を指す。いじめや不登校、発達障害など原因はさまざまで、特定できないことも多い。家族だけで悩まず、保健所や市区町村の窓口を通して専門家に相談することが望ましい。

不安症　失敗に対して不安が強くなり、ストレス症状が出る

不安は誰にでもある感情だが、程度が強かったり頻繁に生じたりして、日常生活に支障をきたす場合には不安症と見なされる。不安症にはパニック発作や社会不安症、強迫症、全般性不安症などさまざまなものがある。原因ははっきり解明されていないが、遺伝的な気質や環境、身体的状態などが要因とされる。治療はおもに薬物療法と認知行動療法が中心。カウンセリングを続けながらストレスを上手にコントロールできるようにサポートする。

アルコール依存症　気晴らしが引き金となりやめたくてもやめられない

飲酒をくり返すうちに脳が飲酒＝報酬と感じるようになり、飲酒のたびに報酬系の神経伝達物質ドーパミンが放出されて強い快感を得るようになる。すると飲酒という行動が強化され、より強い刺激を求めるようになり、コントロールが難しくなる。治療には断酒とともに薬物療法を用いて離脱症状を抑える。

断酒を継続することは容易ではなく、断酒会などを通じた仲間づくりや家族のサポートなどが欠かせない。

過剰適応が起こりやすい 愛着の障害

幼少期に絶対的な安心を得られないと起こりやすい

自分より他人を優先してしまう、自己犠牲的にふるまってしまう……発達障害以外で「過剰適応」を起こしやすいのが反応性愛着関連障害です。愛着関連障害とは、おもに母親との関係性がうまく構築されなかったことによって生じる障害です。

本来、母親は子どもに対して無条件の愛情を注ぎ、子どもは「自分は唯一無二の愛されるべき存在だ」という絶対的な安心感のなかで自尊心を育むと考えられています。母親が愛情を子どもにもつことができなかったり、子どもがそれを感じることができなかったりすると、絶対的な安心感や自尊心がうまく育まれません。

こうした要因があると、心の奥底につねに不安を抱え、愛着関連障害が生じます。自分の存在に対する安心感がなく、安心を得るために「他人から認められなくては」「期待に応えなくては」と強い衝動にかられます。その結果、自分でものごとを判断することができず、他人の気持ちや意見を優先するようになります。

しかし根底には、他人への猜疑心や不信があります。他人を非難する他責的な側面と自分を責める自責的な側面の両方をあわせもつため、社会に適応することが困難です。

認知のゆがみが適応異常を起こす

愛着関連障害における過剰適応と、発達障害における過剰適応は、どちらも社会や環境への不適応に関わる問題です。

発達障害の過剰適応は先天的な能力の凸凹を、まわりに合わせようとすることから生じる精神的消耗に起因しますが、愛着関連障害では、前述したような複雑な心理的要因と環境的要因とが絡んで生じます。母親との関係によってもたらされた認知のゆがみのために、周囲に適応する際、間違った方法を選んでしまうのです。

成長とともに、愛情を求める対象は親から友だちや恋人に変わっていきます。

このときに自分を過度に抑制して相手の言うことを全面的に受け入れてしまうような過剰適応を起こします。一方で、相手の愛情をつなぎとめるために「死ぬ」などとほのめかしたりするなど、相反する行動をとることもあります。

愛着関連障害の場合は、適応の方法を間違えることで起こるので、適応異常ともいえるかもしれません。

発達の問題が重なっていることもある

愛着関連障害と発達障害の両方の問題が重なり起きていることも少なくありません。

愛着関連障害の問題が生じている家庭では、親御さんに発達の問題があるケースも見られます。そのような場合、親御さん自身にも愛着関連障害が存在していることがあります。

また、お子さんに発達の問題が見られるケースもあります。発達障害があることでお子さんが親御さんとの愛着関係をうまく築けなかったことが原因だと考えられます。

家庭の関係も、ひとつの社会です。たとえばＡＳＤがある場合、幼少期から自分以外への関心が薄く、親と目を合わせて笑い合うなどの愛情交換が困難なことがあります。

こうした特性によって親子関係がうまく築けず、愛着関連障害が生じ、過剰適応を起こしているケースがあります。

発達障害グレーゾーンの大人の場合、さまざまな要因が複雑に絡み合っていることが多く、それらを解きほぐすには時間がかかります。家族の問題を明らかにしながら、治療を進める必要があります。

Doctor's VOICE

親やパートナーは
発達障害を理解している?

家庭が安全地帯に なっているといい

あなたが発達障害であることを、家族は受け入れてくれていますか？　家庭が安全地帯として機能しているでしょうか？

発達障害の傾向がある人にとって、家庭はとても大事です。外ではいつも緊張しているので、家に帰ったときには思い切りリラックスして充電する必要があるからです。

親やパートナーとの関係が良好であれば本人のつらさに耳を傾けてくれるでしょう。過剰適応などの問題が生じても早期に対処してもらえます。環境がよければ治療もスムーズです。

一方、発達障害であることを家族が認めようとしない否定的な態度では、家庭でしっかり休むことができません。治療にも悪影響を及ぼします。

第三者の支援が 入るほうがスムーズ

家庭内不和やDV、アルコール依存症など、さまざまな理由からうまく機能できていない家庭は多いものです。

子どもに発達障害がある場合、親も同じ問題を抱えていることがあり、家族機能不全の問題（P31）が関わってきます。

パートナーに発達障害の傾向があるため家庭で情緒的関係が築けず、抑うつを発症する人もいます。心理学分野ではカサンドラ症候群と呼ばれています。

発達障害は早期に診断されれば家族療法を受けられますが、大人になってからだとサポートが得にくく改善が困難です。

発達障害や適応障害などで精神科を受診している人は家庭環境についても見直し、医師に相談してみるとよいでしょう。

Part2

過剰適応を起こしやすい

発達障害3タイプから自分自身を理解する

大人になってから判明する発達障害では、
ASD、ADHD、DCDの3タイプの人が
過剰適応を起こす傾向があります。
ただし過剰適応におちいるプロセスは
タイプごとに少し異なります。
個々のタイプから
過剰適応のメカニズムを紐解いていきます。

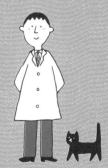

グレーゾーンで苦労が多い ASD、ADHD、DCD

がんばってもどうもうまくいかない

過剰適応などを起こしてクリニックにやってくる患者さんで診断されることが多いのは自閉スペクトラム症（ASD）、注意欠如・多動症（ADHD）、発達性協調運動症（DCD）です。複数の症状が重なって発症していることもあります。多くは他人から指摘されたり、仕事で成果が上がらず、転職をくり返したりして悩んだ末にクリニックに相談に訪れます。

こんなASD的な認知・行動の特性はない？

周囲・他者への関心が低いため、気づけばひとりということが。ものごとに強いこだわりをもち、くり返す「常同性」の行動も顕著。

社会的やりとりが苦手

根底にあるのは人に対する関心の薄さ。相手の立場でものごとをイメージするのが苦手。他人とうまくつき合うことができない。

- □ 他人と目を合わせることが苦手。
- □ ひとりでいても寂しくはない（無視される理由がいまひとつわからない）。
- □ 他人のことがよくわからない。

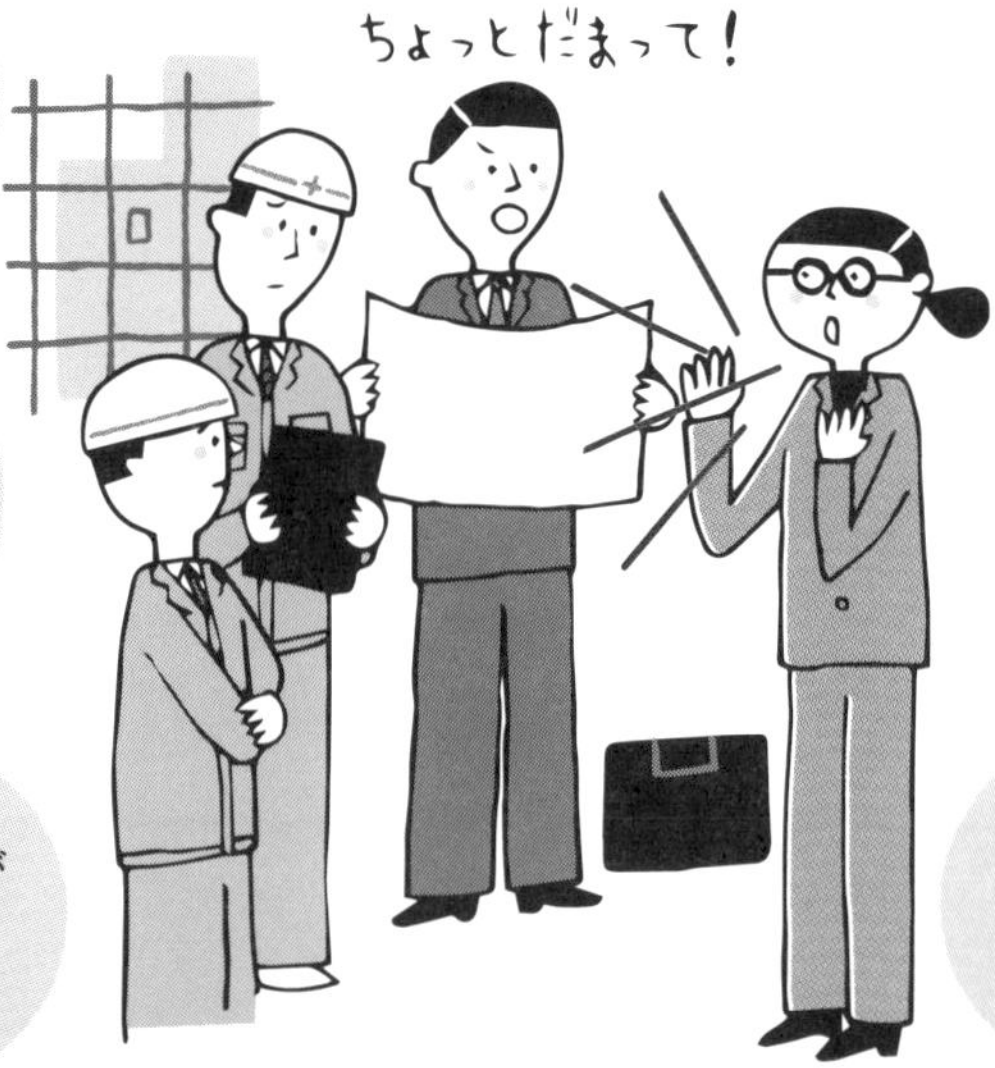

- □ 自己主張が強いと言われる。
- □ 自分がわかっていることは他人もわかっていると思ってしまう。
- □ 場の空気を読むことができない。

ASD　周囲への興味は薄く、こだわり行動がある

ASDは、対人関係が苦手で強いこだわりがあるために社会的生活に支障が生じる発達障害です。「常同性」という特性があり、同じ行動を何度もくり返そうとします。幼少期にはこれらの特性のために仲間外れにされたりいじめを受けたりすることも少なくありません。基本的に他者への興味は薄く、ひとりでいることを好みます。ただ、症状が軽いグレーゾーンの場合には、自分が仲間外れにされていることには抵抗を感じます。

コミュニケーションが苦手

言葉を額面通りの意味に捉え、表情や態度から相手の真意を読みとることが苦手なため、会話のキャッチボールができない。

言語能力に遅れがないタイプでは……

以前は「アスペルガー症候群」と呼ばれた言語能力が平均かそれ以上のタイプの場合、難しい言葉や英語表現を好んで使ったり、過度に丁寧なしゃべり方をしたりしがち。

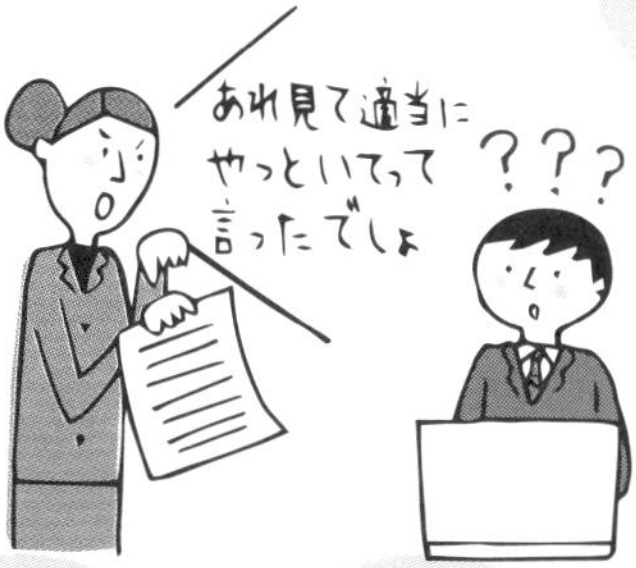
あれ見て適当に
やっといてって
言ったでしょ
???

□ 表情や態度から気持ちをくみとれない。

□ 言外の意味、たとえ話などを理解することができない。

□ それ、あれなどの代名詞が意味するところがよくわからない。

□ 話していると「失礼だ」と相手を怒らせてしまうことが多い。

□ 「適当に」「だいたい」といったあいまいな表現が理解できない。

強いこだわり行動

ひとつのものごとに限局的に関心が向く。順番通りに行動したり、コレクション癖があったり。自分のルールが崩されるとパニックになることも。

□ 好きなことに過集中してしまう。

□ 順番や位置、手順、ルートなどにこだわる。

□ 蒐集癖がある。

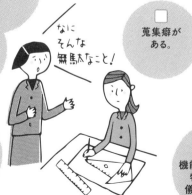

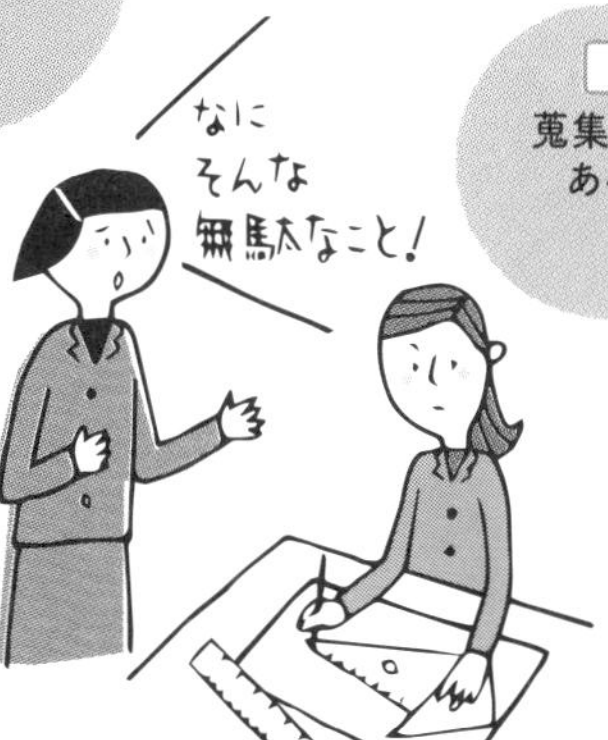
なに
そんな
無駄なこと!

□ 気になることはしつこくくり返す。

□ 合理的・機能的ではなくても特別な習慣や儀式にこだわる。

□ 過去に経験した通りにやりたがる（変えるのが困難）。

ADHD 不注意、ぼんやり……脳内多動で混乱

ＡＤＨＤは、「多動」「不注意」「よく考えず衝動的に行動する」という３つの特性をもつ発達障害です。頭のなかに浮かんだ考えにふり回され、周囲のことはおかまいなく行動してしまうため、集団のなかでいつも浮いた存在になってしまいます。また、計画的に行動することができず、不注意で何度も失敗をくり返しては落ち込みます。自分でも困っていることがはっきりしているのですが、どうすることもできません。

こんなADHD的な認知・行動の特性はない？

目まぐるしく移り変わる自分自身の興味や衝動にふり回されてしまい、周囲・他者に気が向かず、その結果さまざまなミスや失敗をくり返してしまう。

多動で衝動性が強い

話したいことややりたいことを思いつくと、周囲にはおかまいなしに行動に移してしまう。じっとしていられなかったり、整理整頓ができなかったり。

- □ 話す順番でないときに話し始める。
- □ じっとしていなければいけない場面でも動いてしまう。

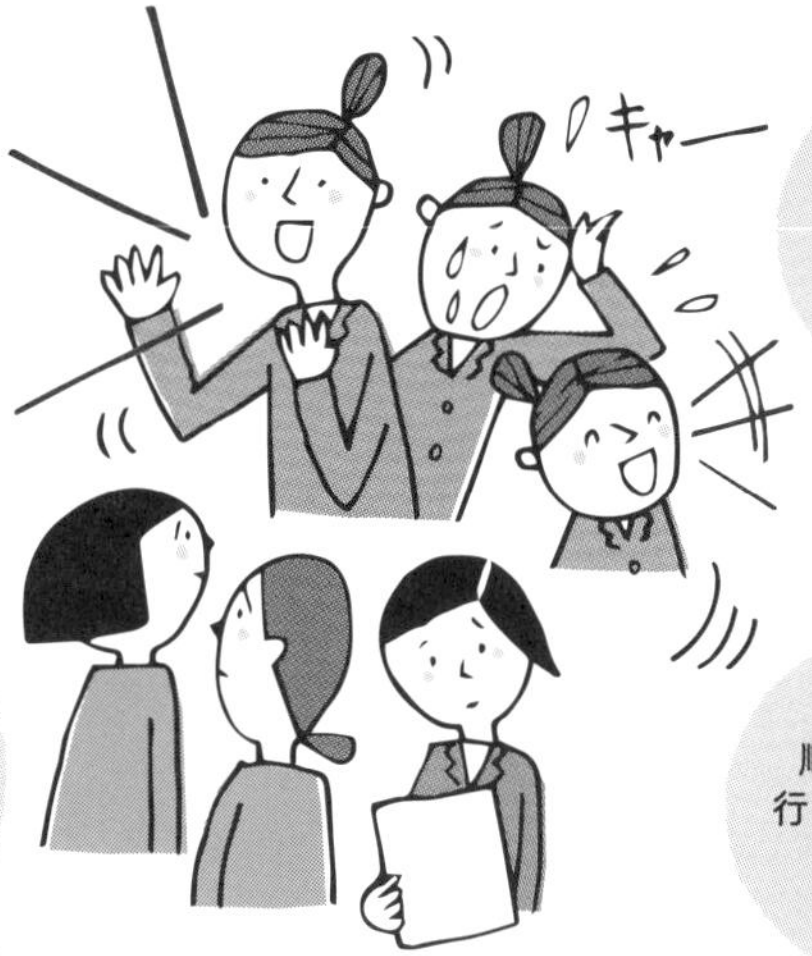

- □ 直接話しかけられても聞いていない。
- □ 順序立てて行動することができない。

- □ ケアレスミスが多い。
- □ コツコツ続けなければいけないことはやりたくない。

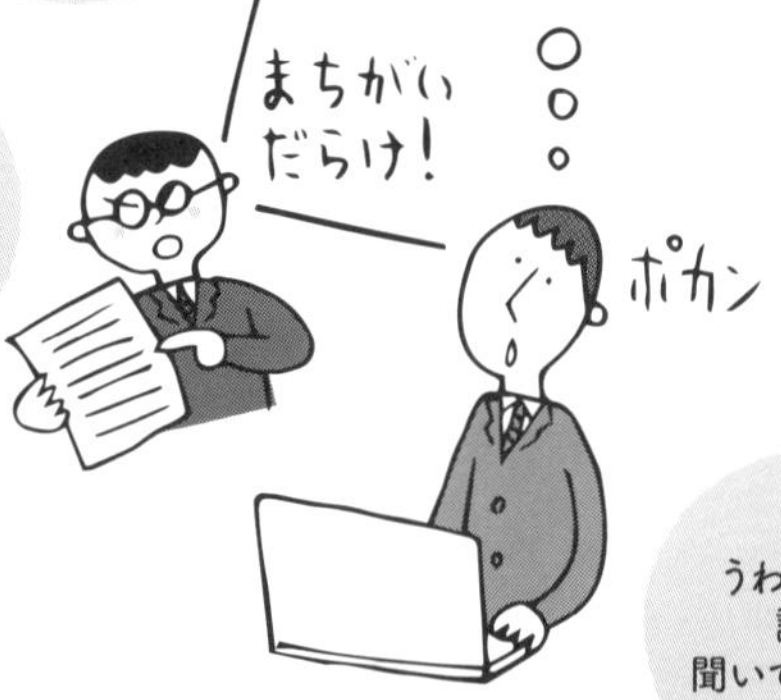

注意・集中が持続しない

注意散漫で日々の活動を忘れがち。指示通りにものごとをやりとげることが困難。

- □ うわの空で話を聞いていない。

DCD　なにをするにも時間が余分にかかる

DCDとは、身体機能には問題がないのに運動機能に困難が生じる発達障害です。階段の上り下りや縄飛び、球技、また指先を使うボタンはめや箸使いなどがとても苦手です。友だちと比べて極端に不器用だったり運動が苦手だったりするので、幼少期から自信をもてず、自己肯定感が低くなりがちです。作業にひどく時間がかかる人が、じつはDCDだったということもよくあります。

こんなDCD的な行動の特性はない？

対象物と距離がとれなかったり、手先を使う細かい作業ができなかったり。いろいろな作業に時間がかかる。

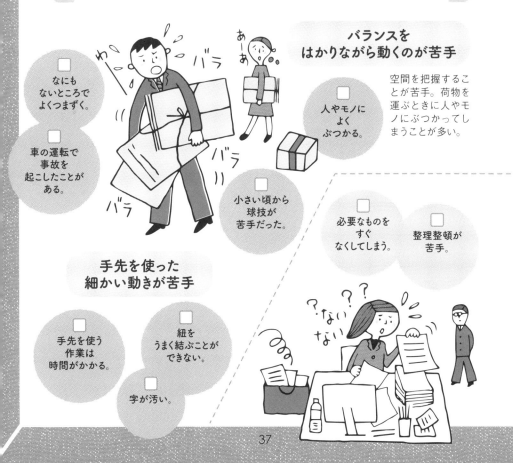

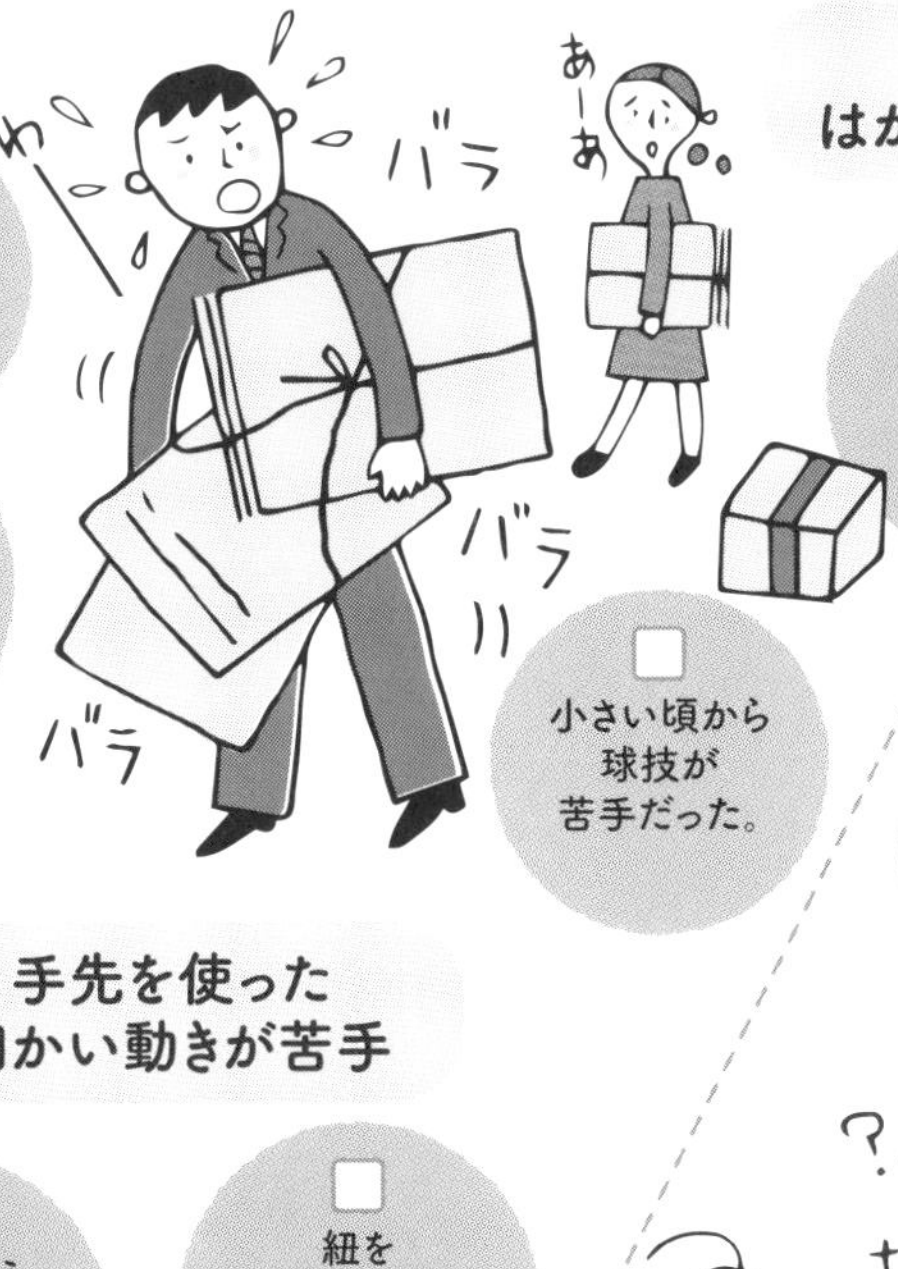

バランスをはかりながら動くのが苦手

空間を把握することが苦手。荷物を運ぶときに人やモノにぶつかってしまうことが多い。

- □ なにもないところでよくつまずく。
- □ 車の運転で事故を起こしたことがある。
- □ 小さい頃から球技が苦手だった。
- □ 人やモノによくぶつかる。

- □ 必要なものをすぐなくしてしまう。
- □ 整理整頓が苦手。

手先を使った細かい動きが苦手

- □ 手先を使う作業は時間がかかる。
- □ 紐をうまく結ぶことができない。
- □ 字が汚い。

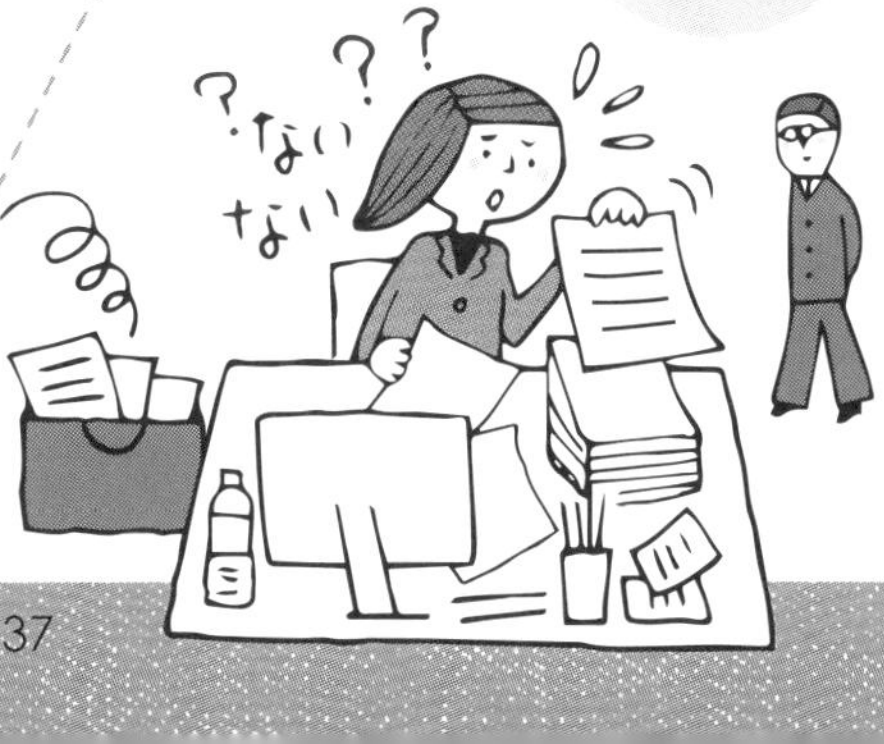

「普通」がピンとこないまま、合わせることが疲れの原因

感覚的に捉えることができない

ASDは定型発達と情報処理の仕方が根本的に異なっており、「ピンとくる」という感覚的な理解ができません。このため感覚を論理的に理解しようとするので、周囲の人は「どこかズレてる」と感じます。一方で本人は、人に合わせないと孤立してしまうので、よくわからないまま無理してぎこちない努力を続け、疲れ果ててしまいます。

ASDが見ている「普通」

1 「普通」を論理的に分析する

定型発達の人たちがいうところの「普通」を分析して、論理立てて理解しようとする。

定型発達の人の情報処理

複数の角度から同時に情報を処理する。

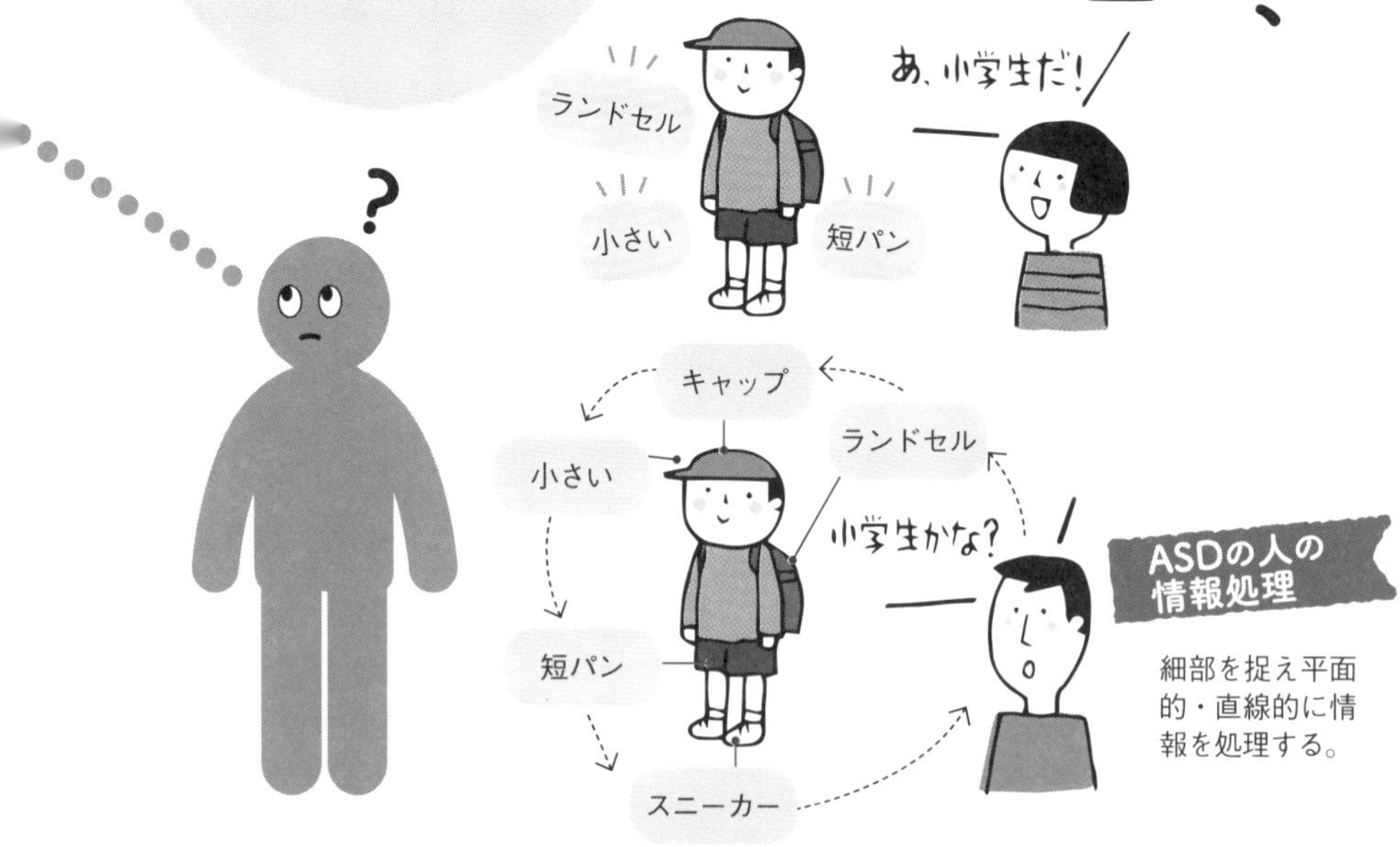
ランドセル
小さい
短パン
あ、小学生だ！
キャップ
ランドセル
小さい
短パン
スニーカー
小学生かな？

ASDの人の情報処理

細部を捉え平面的・直線的に情報を処理する。

「アス」は「定型」を理屈で理解する

知的能力の高いASDのなかには、高い言語能力を示す人もいます。そのような場合、定型の感覚を論理的に理解することも可能です。

あるASDの患者さんは実生活では優秀なエリート社員で、受診を重ねるごとに定型とASDの違いを理解できるようになりました。

彼は自分自身を含めたASDのことを「アス」と呼び、「アスとしてはありえないけれど、定型としてはあるんでしょうね」と、両者の立場を的確に把握できるようになりました。

もちろんすべてのASDの言語能力が高いわけではなく、知的能力が非常に高いASDに限られますが、このように知的で論理的な捉え方ができると適応力が高くなることもあります。

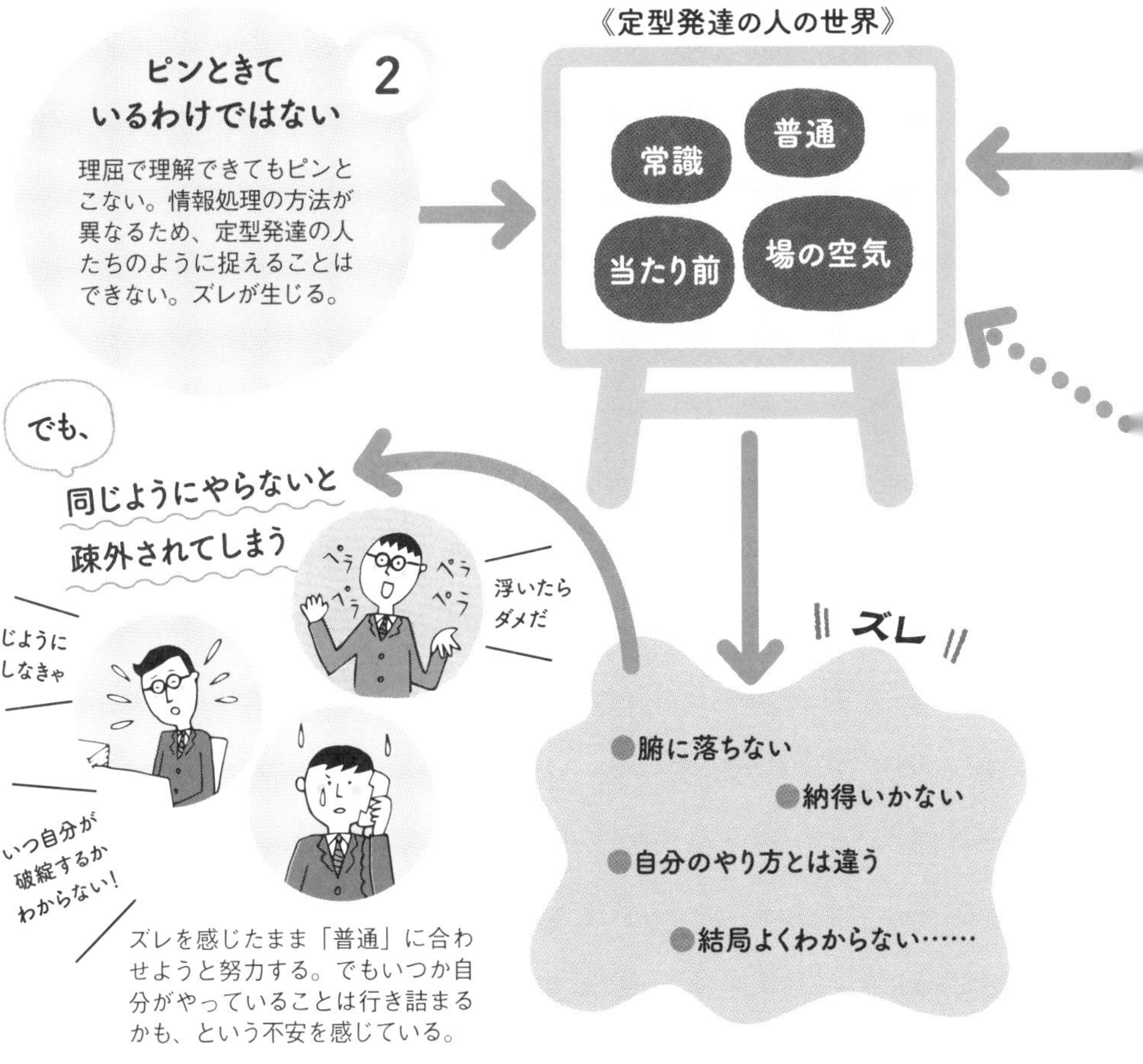

《定型発達の人の世界》
ピンときて いるわけではない 2
理屈で理解できてもピンとこない。情報処理の方法が異なるため、定型発達の人たちのように捉えることはできない。ズレが生じる。
常識
普通
当たり前
場の空気
でも、
同じようにやらないと
疎外されてしまう
ペラ ペラ ペラ ペラ
浮いたら ダメだ
同じように しなきゃ
いつ自分が 破綻するか わからない!
ズレ
●腑に落ちない
●納得いかない
●自分のやり方とは違う
●結局よくわからない……
ズレを感じたまま「普通」に合わせようと努力する。でもいつか自分がやっていることは行き詰まるかも、という不安を感じている。

ASDへの理解❶

本人は「普通」のつもり。でも周囲の認識は「変わり者」

ASDの人はものごとの認知の仕方が定型発達の人とは異なり、なかなか症状を自覚できません。多くは人に指摘されて医療機関を訪れます。

まわりからの指摘がきっかけでASDに気づく

たとえば、妻から「病院に行かないと離婚する」と言われてしぶしぶ来たという人がいます。また、「人からこんなふうに言われるんですが、自分ではそうは思いません」と、腑に落ちない様子の人も多いのです。

一般的に、ものごとを理解するときには、細かいことをくまなく論理的に理解するわけではありません。感覚的にざっくりと情報を受けとった状態で自然なコミュニケーションをとることができます。

ところがASDの人は感覚的に理解することが困難です。情報を網羅的に理解するため、非常に厳密ではありますが、定型発達の人が捉えている世界とは少しズレが生じます。

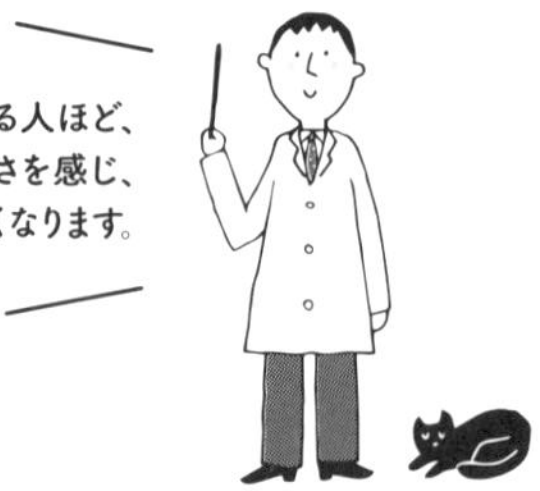
グレーゾーンにいる人ほど、
「疎外」されていることにつらさを感じ、
二次障害を引き起こしやすくなります。

定型発達の世界で生きなければならない、ＡＳＤグレーゾーンの人は、感覚的にしっくりこないことでも「世のなかにはこういう感覚があるらしい」と手探りしながら生きています。「おかしいな」「なにか違う」というズレを感じながら、一生懸命まわりに合わせて行動しています。

この世からいなくなりたいくらいのつらさを抱く人も多い

しかしどんなにがんばっても、ズレが埋まるわけではありません。ＡＳＤの人は「普通」のつもりでも、周囲から「変わった人」だと思われがちです。本人は、なにが違うのかわからなくても、自閉的特性が重くない場合は自分が他人から違和感をもって扱われることには気づくため、疎外感に悩みます。

つねに「これでいいのかな」という不安とともに生きるのは、つらいことです。人といるときは緊張し、いつ失敗するかわからない綱渡りをしているような感じ……。これがＡＳＤの人の過剰適応の状態です。

なかにはあまりのつらさに「この世からいなくなってしまいたい」と言う人もいます。希死念慮を訴える人も少なくありません。心の底に「できるだけ人と関わりたくない」「ひとりでいさせてほしい」という強い思いがあり、「この世から消え去りたい」という願望につながるのです。

「天才なの?」の誤解。高い能力は障害の前提ではない

メディアの影響も大きいのでしょうが、ASD の人は「能力が高く優秀」と思われがちです。でも ASD の定義は、常同的特性とコミュニケーション力の欠如、社会適応力の未熟さであり、優秀さは問われません。アスペルガータイプのなかに、高い言語能力をもち、記憶力、論理的思考力で普通の人を凌駕する人もいます。高い能力があっても、特性ゆえに社会生活に支障が生じているなら障害であり、サポートが必要です。

ASDへの理解②

記憶が鮮明によみがえる人も。過去の体験が本人を苦しめる

ＡＳＤの人が過剰適応におちいりやすい理由のひとつには、その特性である独特の記憶の仕方が関係しています。

ある過去の時点に、記憶がスリップすることがある

ＡＳＤの人は、限局的な注意の向け方をしたり、ビジュアル的に記憶したりする特性があります。近くにいた人の洋服の柄、窓から飛び込んできた虫などを詳細に記憶する人もいます。その場面を、細部までまるで映像を再現するかのように思い出したりすることも珍しくありません。こうした記憶の仕方のために、いやな思いをした場面を鮮明に思い出すことができます。小さい頃に受けたいじめなどの疎外体験も生々しく思い出すため、そのときの不安も同時によみがえりやすいのです。

ＰＡＲＴ１でお話したように、過去のつらい疎外体験は過剰適応を促します（Ｐ20）。ＡＳＤの人の場合、それを現在のことのように抱えて

こんな特性が見られることも……

case

「書式が違う！」と怒り出す

上司から「この書式で書類をつくるように」と指示されたＡさん。その後、言われた書式を守り続けた。同僚が、下線の長さを変えた書類をＡさんに渡すと、困惑し、「正しくない」と怒り出した。

□ **最初に覚えたことを忘れられない**

最初に人から言われたこと、覚えたことを強く記憶。それを守り、同じことを行い続ける。少しでも違うことを言われたり、似ているけど異なるものが対象になると、混乱したり、まったく別の問題だと認識したりしてしまう。

いるため、より「適応しなくては」と焦ってしまうのでしょう。

また、なかには「タイムスリップ現象」と呼ばれる現象を味わう人もいます。タイムスリップ現象とは、記憶がよみがるというよりも、あたかも本人が時空を超えて過去に立ち戻ってしまったかのように、昔のできごとを追体験する現象です。このような体験をする人はごくわずかではありますが、人生のもっともつらい場面に引き戻されて同じ目にあうことを考えると、どれほど恐ろしいか想像に難くありません。

自閉的な問題で起きた過去のいやな体験で不安症に

つらい記憶がよみがえるときには、体験だけでなくネガティブな感情もよみがえります。このため、過去のできごとであっても、恐怖や不安が現在に波及します。とくに発達に問題がある人の場合、過去の体験が情動とも強く結びつきやすく、不安になりやすいのです。

さらに、自閉的傾向の強い人の特性のひとつに常同性があります。想定外のことに直面したり、ものごとが思い通りにいかなかったりすると、常同的特性に起因する過剰反応でパニックにおちいることがあります。過去の記憶が呼び戻されたり、タイムスリップ現象が起きたりしたときにも生じ、突然暴れ出すケースも見られます。

case

「骨が折れるね」が通じない

取引先との世間話。「あの仕事は骨が折れるよね」と言われたBさん。頭のなかに、足を骨折したイメージが浮かび、「あの、病院には行きましたか？」と真顔で尋ねてしまった。

言葉よりビジュアルでものごとを捉える

ビジュアル的な認知が優先され、全体ではなく細部を記憶しやすい。ビジュアル認知は言葉を認識するときにも作用する。ひとつの言葉から、複数の意味を思い描くことができず、直接的なイメージを思い浮かべてしまう。

ケアレスミス、締め切り破り……
困りごとははっきりしている

不注意や時間感覚の希薄さがベースにある

ADHDの場合は、コミュニケーション能力に問題はないため、人づきあいが上手なことも多々あります。ただし、時間の感覚が希薄で遅刻をくり返したり不注意によるミスが頻発するなどして、職務に支障をきたしたり、対人関係にヒビが入ることがあります。ASD、DCDとの重なりがあると、問題は複雑化してしまいます。

ADHDの人の困りごと

本人には「うまくいかない」自覚があるが、努力だけでどうにかなるものでもない。失敗体験が積み重なり、自己肯定感が低下しやすい。

気をつけているのにミスばかり

何度も確認しているのに、ケアレスミスがなくならない。自分でもどうしてそんなミスをするのかがわからない。まわりの人も「またか」とうんざり。

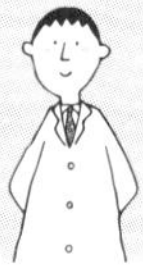

注意・集中力の欠如が原因。声に出す、指さし確認などセルフチェックの方法を決めておく必要があります。

いつも時間が守れない！

遅刻や締め切り破りが常習。アラームをセット、カレンダーに記入しているのに、結局時間通り行動できない。みんなからあきれられている。

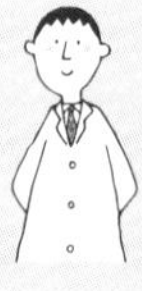

間に合うように行動を始めても、途中で横道にそれてしまう人が。また時間感覚が希薄という特性の影響も。アラームなどで予定日・予定時刻よりも前に注意を喚起。

困りごとも、その原因も本人には自覚がある

ADHDの人の「困り感」はわかりやすく、本人も「困りごと」を自覚しています。幼少期は多動や衝動がおもな問題ですが、成長するにつれ、それらは目立たなくなり、「不注意」「時間が守れない」「片づけられない」などの問題が表に出てきます。計画性がなく、遅刻するなど、仕事に支障をきたす人も。デメリットがわかっているのに、衝動に負け、目の前のことを優先する遅延報酬系の問題でトラブルが生じることもあります。

計画的に進められない

スケジュール管理が苦手。目の前のことが気になって予定がすぐに崩れてしまう。段取りよく効率的に動けないので、仕事の区切りがつかない。

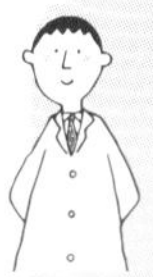

衝動性が強いため、いま気になることから手をつけてしまうのが原因。やることを細分化＆優先順位をつけてから取りかかるように。予定を詰めすぎないのもコツ。

整理整頓ができない

デスクまわりやかばんのなかがぐちゃぐちゃ。書類整理やパソコンのなかのフォルダの整理なども苦手。必要なものは出てこず、紛失も多い。

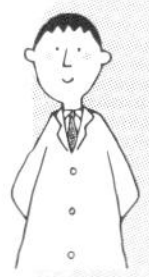

ADHDの典型的な行動特性。デスクまわりもかばんのなかもパソコンも、モノや情報の定位置を決め、最短でアクセスできる仕組みをつくるのがいちばん。

デメリットは理解しているのにやめることができない

やりたいと思うと、やり続けてしまう。いまやめることのメリット、いまやり続けてしまうことのデメリットについては理解しているのに、やりたい衝動に抗えない。デメリットがあっても大したことに思えない。

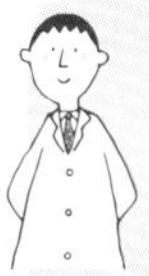

未来の大きな報酬より、目の前の報酬を優先してしまう遅延報酬系の問題が見られます。家族や同僚に声をかけてもらうなど「やめる」仕組みをつくりましょう。

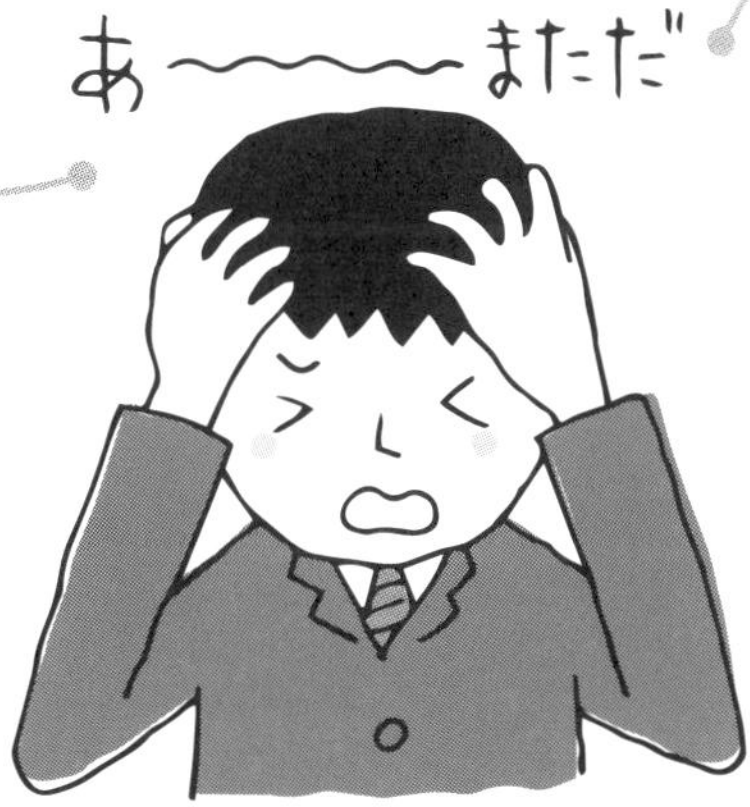

ADHDへの理解

「あてにされない」という疎外感。自暴自棄になることも

ＡＤＨＤの人は普通の感覚をもっています。ほかの障害や精神疾患の重なりがない純粋なＡＤＨＤであれば、社交的で友好的。成長するにつれ、多動・衝動も背景化します。ただ、時間処理、遂行機能、遅延報酬系の問題でトラブルが生じやすくなります。

経験を蓄積できず、失敗をくり返しやすい

ＡＤＨＤの場合、集中力を持続させることが難しく、興味の対象が目まぐるしく変化します。ひとつのことをじっくり体験してフィードバックするのが苦手なため、経験を知識として蓄積していくことが困難です。このため、同じ失敗を何度もくり返しがちです。

成長するにつれ、指摘されるようになるのが遂行機能の未熟さ。そもそも先々を見通して計画を立てることが苦手なうえ、それを順序立てて遂行することができません。ほとんどのＡＤＨＤの人が、行き当たりばっ

ADHDは発達障害のなかで唯一、
特性を抑える薬が存在します（P90）。
薬物療法によって、
生活全般がラクになることがありますので、
医師に相談してみるのもいいでしょう。

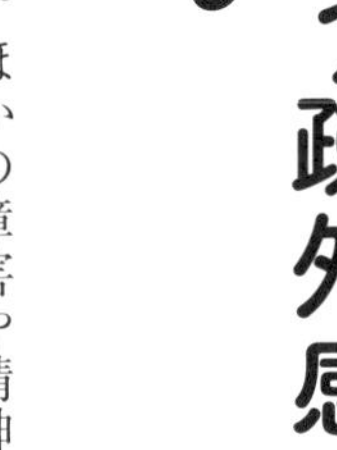

たりで行動してしまいます。

周囲の人には、ＡＤＨＤの人はどこか「危なっかしい」存在です。行動の予測がつかず、約束は守られず。ハラハラしながら見守っています。

周囲の評価に寂しさを感じて自信喪失

けっして能力が低いわけではありません。ただ、定型発達の人から見ると当たり前のことをきちんとやらない、「あてにならない人」という感じなのです。時間の管理がうまくできないので遅刻してきたり、突然欠勤してしまったり。ろくに連絡もせずそれらをくり返すので、周囲は「あいつはあてにならない」と判断します。重要な仕事から外されたり仲間の集まりに声をかけてもらえなくなったりします。

ＡＤＨＤの人は、なぜ周囲から疎外されているのか、なんとなく理解しています。しかし、だからといって計画通りに行動したり時間を守ったりできるわけではありません。このため、周囲の評価に寂しさを感じて自信をなくしてしまいます。また、衝動的な特性があり、落ち込むと自暴自棄になることが。それが高じると、人にイライラをぶつけたり、かんしゃくを起こしたりする「反抗挑発症」や、他人や動物に危害を加える「行為障害」に及ぶこともあります。

集合知で得られる対処法をどんどんとり入れる

大人の発達障害で最初に注目されたのがADHDです。「片づけられない」「集中力がない」といったADHDの困りごとは定型でも共感する人が多く、近年は書籍やネット、アプリなどでさまざまな対処法が発信されています。自分にあった方法を生活にとり入れてみましょう。

あわてることで効率悪化。失敗し続ける悪循環に

運動の苦手さが仕事にも影響してしまう

DCDは、生まれつき運動機能に問題があるため、仕事や社会生活に支障をきたす発達障害です。処理能力が著しく低く、なにをするにも人の何倍もの時間を要するため、評価が得られず、自信をもてません。原因が運動機能の低さにあることを自覚している人もいますが、処理能力の低い人が受診してみたら、DCDだったと判明するケースもあります。

失敗が改善できず、叱責され続ける

体をスムーズに動かせないため、作業はことごとく失敗。指摘されてもそのようには動けず、叱責されると焦って、ますますミスが増えていく。

時間がかかってしまう……

一つひとつの動作を慎重にやろうと思うと、時間がかかってしまう。いつもほかの人から遅れてしまう。

うまくできない……

まじめにとり組んでいても教わってもその通りにできない。慎重にやっているつもりが失敗してしまう。

自信がなくなっていく……

できないことが重なるために、自信を喪失。自分なんてダメなんだと思うように。自己肯定感も低下していく。

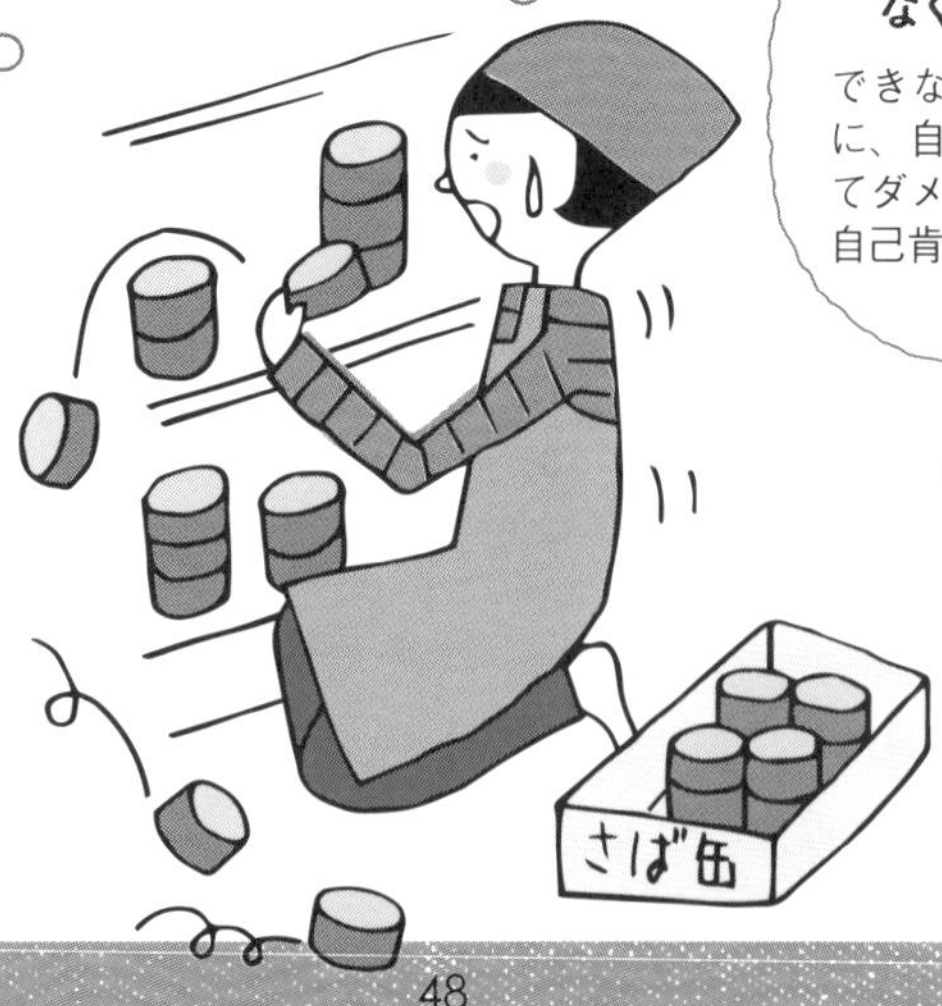

自分がうまくいっていない自覚はあるが、がんばっても運動機能の問題はそのままなので、状況は改善していかない。

失敗→叱責→焦り→失敗のくり返し

処理能力の低いDCDの人は「なんとかまわりの人と同じペースで処理しなくては」と必死に仕事をします。ところが焦れば焦るほど失敗が多くなり、周囲から叱責され、本人は落ち込みます。落ち込むとパフォーマンスが下がり、ますます処理能力が低下するという悪循環におちいってしまいます。自分のペースを守ることができず、無理やり周囲に合わせようとする過剰適応によって、事態はどんどん悪化していくのです。

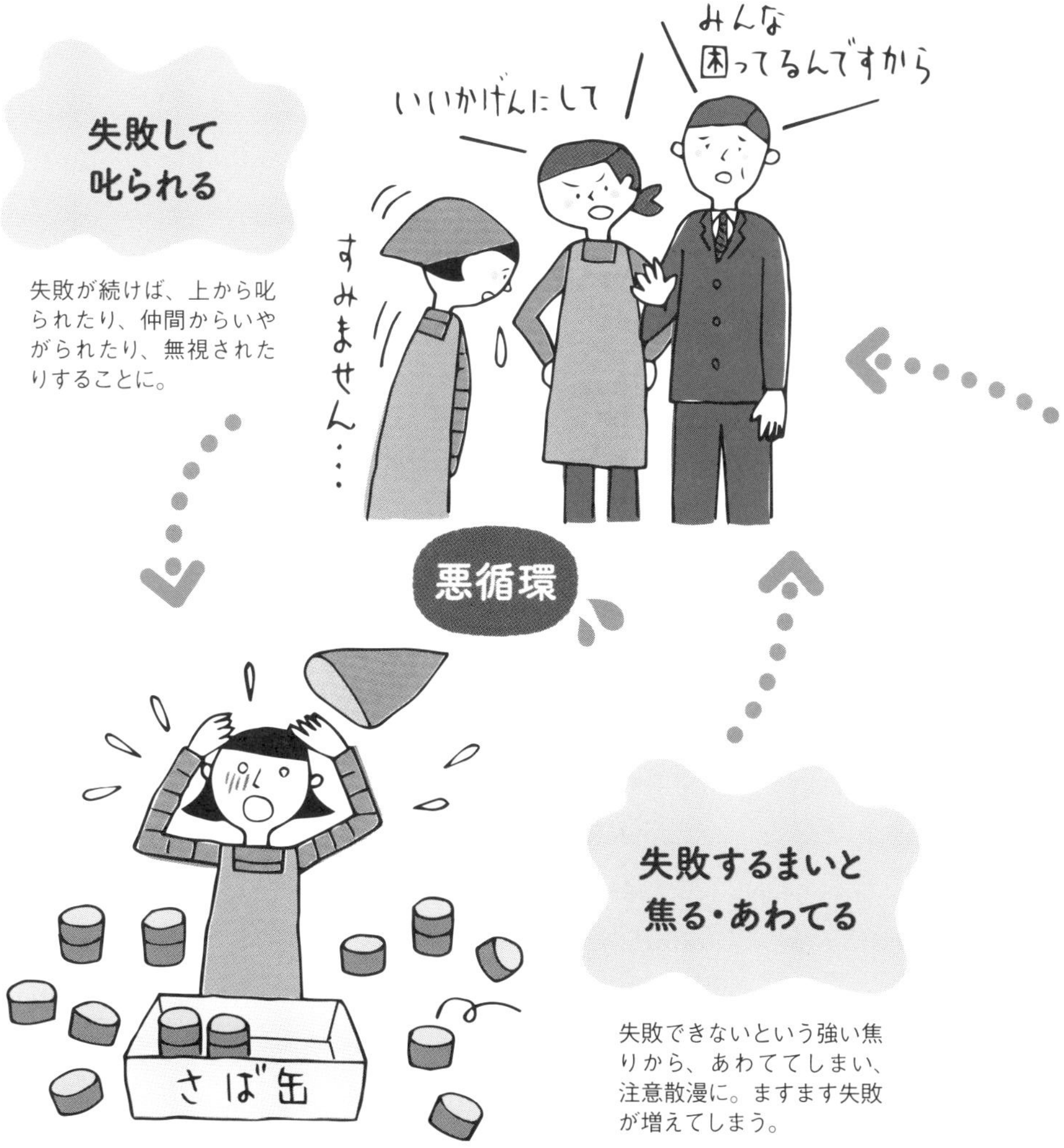
失敗して
叱られる
失敗が続けば、上から叱られたり、仲間からいやがられたり、無視されたりすることに。
いいかげんにして
みんな
困ってるんですから
すみません…
悪循環
さば缶
失敗するまいと
焦る・あわてる
失敗できないという強い焦りから、あわててしまい、注意散漫に。ますます失敗が増えてしまう。

DCDへの理解

「もう限界だな」と思いつつ、やらざるを得ない心理状態

DCDは身体的な障害はないのに、体を動かす機能が著しく劣る発達障害です。原因ははっきりわかっていませんが、脳の神経伝達の異常によるものと考えられています。

日常的な動き全般が苦手で、つねに疲れている

DCDは「発達性協調運動症」といい、協調運動の機能に問題があるとされています。体を動かすとき、脳の中枢神経系はそれぞれの部位がどこにあるのかを把握するなどして動きをコントロールしています。これが協調運動です。DCDの人は、この機能がうまく働かず、動きがちぐはぐになってしまいます。

協調運動には粗大運動と微細運動という2種類の運動があります。

粗大運動とは、相手やモノとの距離を測りながら関節や筋肉を動かす能力です。モノを運ぶときや球技にはこの能力が使われます。いわゆる

運動神経が良い人は、粗大運動力が発達しています。微細運動とは、箸を使ったりボタンをはめたりするように手先を使う機能です。この機能が低い人はいわゆる不器用な人です。

普通の人は粗大運動と微細運動の両方を自然に使って生活していますが、ＤＣＤの人はこの能力がとても低いので、ほかの人と同じレベルのことを行おうとすると、とても疲れてしまいます。

なんとか評価されたい、とがんばるが……

ＤＣＤの人は、同じ作業をするのに普通の人の何倍も時間がかかりますが、時間をかければ同じことができることもあります。周囲の人がそれを理解し、その人に合ったペースでまかせてくれればいいのですが、世のなかそうはいきません。

社会では一般的に早くて正確な仕事が求められます。普通の人より極端にペースが遅いと「のろのろするな」と叱られてしまうでしょう。

ＤＣＤの傾向がある人は、なにをするにも人の何倍もの神経を使い、エネルギーを費やしてがんばるしかありません。本人は心のなかで「もうこれ以上無理」と思っていても、一定の評価を得て働くためには限界を超えてがんばるしかないのです。

社会的逸脱を起こす人のなかにDAMP症候群の人も

ADHDはDCDと合併していることが多く、両者をあわせもつケースはDAMP症候群と呼ばれています。ADHDの特性である注意欠陥や多動・衝動性などの症状に加えて、縄跳びや球技などの運動が苦手で、手先がひどく不器用という特徴があります。一般に学業は不振傾向です。集団生活に適応することが難しく、疎外されがちです。社会的逸脱を起こす人のなかに、一定数DAMP症候群の人がいると見られています。

発達障害の重なり

異なる発達障害や、精神疾患が合併することも多い

成人期の発達障害にはＡＤＨＤ、ＡＳＤ、ＤＣＤの３つのタイプが多く、過剰適応が見られます。とはいえ、大人の発達障害は複雑で、そう簡単に診断がつくものではありません。

発達障害が単独のタイプで存在することは少ない

３つの発達障害は単独で現れることは少なく、ほとんどにおいて、いくつかの発達障害が合併しています。そのため、ひとつの症状について原因がＡＤＨＤにあるのか、それともＡＳＤなのかＤＣＤなのかを探りあてなくてはなりません。合併している場合、どれがメインで表出しているのかを鑑別するのがとても難しいのです。

また、一つひとつの症状は非常に軽く、それぞれの症状を見ただけでは問題がないように思える人でも、障害が複数重なっているために支援が必要となる場合もあります（診断方法はＰａｒｔ４参照）。

精神科全般の領域に視野を広げる必要がある

ほかの精神障害などを合併しているとさらに診断は困難です。たとえば双極性障害や不安障害、強迫性障害、統合失調症などが、発達障害と合併していることも少なくありません（P76）。

また発達の問題で二次的な適応障害の混合性不安抑うつあるいは障害が生じることもあれば、機能不全家族や対人関係不全など、心理社会的な問題が影響していることもあります。愛着障害のような難しい問題を抱えた人や、パーソナリティ障害と診断される人もいるでしょう。これは診断を下す医師のバックグラウンドも影響します。同じ症状が出ていても、どの角度からその人を捉え、問題の中心にどの病名を据えて治療するかは、医師ごとに異なります。カウンセリングによる精神分析的精神療法を中心に治療を行う医師がパーソナリティ障害だと捉えた患者さんを、発達障害を多くみる医師がＡＳＤだと考えるケースもあるのです。

精神の問題が難しいのは、病名によらず経過や合併症、個人的背景が個々に異なるところです。医師はあらゆる角度から患者さんを診察しなくてはなりません。発達障害を診察する医師は、精神科全般の領域に視野を広げて考えることが求められます。

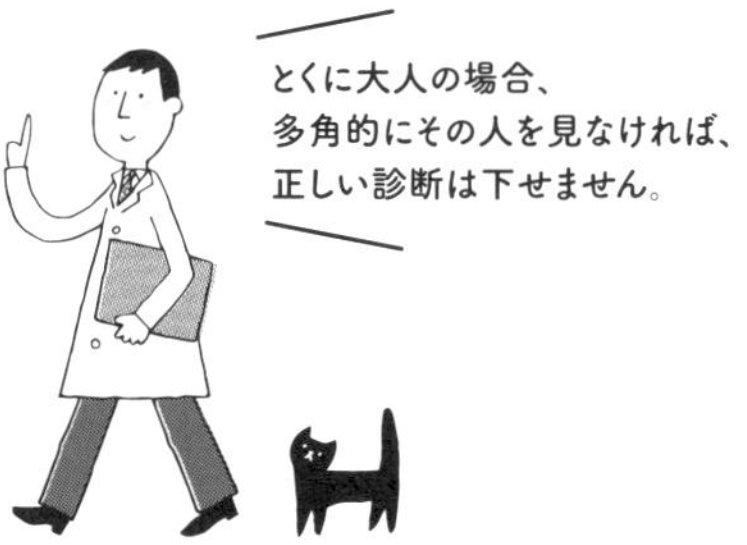
とくに大人の場合、
多角的にその人を見なければ、
正しい診断は下せません。

Doctor's VOICE

能力の凸凹、バラつきが小さい知的発達症

かつては知的障害と呼ばれていた

DCDとよく似た「困り感」が出るのは、かつて知的障害と呼ばれていた知的発達症の人たちです。知的発達症は軽度から最重度にわかれており、症状が重い人は学習の遅れや友人関係の困難、不登校などで早期に判明します。

大人になって判明するのは軽度の人です。本人や両親が事実として受け入れようとせず診断が遅れたという人もいます。

軽度知的発達症の人は自分が別の発達障害だと思って来院し、結果的に知的発達症だとわかることもあるようです。本人の感じる「困り感」が発達障害の人のものと似ているのでしょう。

知的発達症と診断された人のなかには、「原因がわかってホッとした」と言う人もいます。

周囲が手助けしてくれることが多い

能力の凸凹の差が大きいほうが適応障害は生じやすく、全体的に能力が低く凸凹の差が小さい知的発達症には、適応障害が生じづらいように思います。

発達障害グレーゾーンの人は、難なく普通にできることも多々あります。当人を評価するにあたり、周囲は本人のできるところに照準を合わせるので、できないことがあると「怠けている」と感じます。そこで本人は相手が求める状態に応えるために努力し、過剰適応におちいるのです。

一方、知的発達症のように凸凹が少ないと、周囲は能力の低さを認識して手を貸します。このため知的発達症の人は過剰にがんばる必要がなく、過剰適応になりにくいと考えられます。

Part3

大人の生活時間割で

脳への負担を軽くする生活の仕組みをつくる

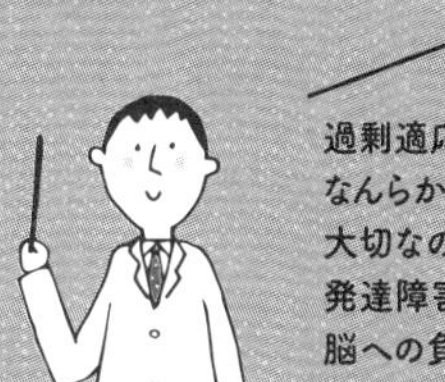

過剰適応で疲労が溜まっていくと、
なんらかの二次障害を引き起こすことも。
大切なのは日々の疲労を溜め込まないこと。
発達障害は脳機能の不具合が原因で生じています。
脳への負担を軽くする、
毎日の生活の仕組みをつくっていきましょう。

生活の基本

睡眠の乱れでグッタリ感が倍増。寝て脳を休め、疲労を解消

日々の疲れを蓄積しないためには、一日の疲れをその日のうちに解消するのがポイント。なにより大切なのが「よい睡眠をとること」です。

睡眠で脳機能を一定以上に保つ

睡眠がきちんととれていないと、生活のあちこちに支障をきたします。脳の働きがわるくなるので、調子がよければ簡単にできることができなかったり、失敗したりしてしまいます。弱点をカバーする余力がなくなるので、苦手なところが表に出てきやすくなるのです。

たとえば、イライラしやすい人は感情の波をコントロールできなくなり、怒りを外にぶつけがちに、注意散漫な人は大きな失敗をしがちになります。人との交流が苦手なのに、努力して関係を保っている人は、脳の働きが低下すると、より一層疲れやすくなるでしょう。

ベースに発達障害があるなら、定型発達の人以上に普段からきちんと

睡眠をとり、脳の機能を一定以上に保つことが欠かせないのです。

よい睡眠をとれるようになると、脳の疲労がとれ、機能は改善します。毎朝、脳がリフレッシュすれば、日々の状況が好転していくでしょう。

「終わり」を決めて時間を守ることが重要

もともとＡＤＨＤやＡＳＤの人は、その特性が影響し、規則正しい生活を送るのが難しく、睡眠時間が乱れがちです。ＤＣＤの人は、作業に人の何倍も時間がかかるため、寝る時間も遅くなってしまいます。

発達障害の特性が、生活リズムを崩し、早く寝ることを妨げてしまうという皮肉な状況にあるのです。クリニックで多くの患者さんと接していると、エジソンが電球を発明しなければ、人類はこれほどまでに調子を崩すこともなかったのではないかと思ってしまいます。日が暮れたら、仕事は終了。家でのんびり過ごし、寝るだけです。発達障害も、その他の精神疾患も、基本的に脳の病気です。夜しっかりと眠り、脳の疲労がとれれば自然と症状が改善する人もいるだろうと感じます。

現代社会で発達障害の人が暮らしていくには、生活の時間割を決め、睡眠を確保すること。そのためには「終わりの時間」がきたら作業をやめることが重要です。「休むこと」を目標として生活しましょう。

ASDの人はリモートワーク向き、ADHDの人は出社向き

コロナ禍でリモートワークという働き方が増えました。対人関係が苦手なASDの人では「ラクになった」と喜ぶ人も。一方ADHDの人は、出社したほうがはかどると言います。生活リズムを整えるのが苦手なので、リモートだとつい夜更かしになり、寝不足で脳機能が低下し、パフォーマンスが低下する人が多いです。ADHDの人がリモートワークで働く場合には、生活時間割が必須。時間を守ることが大切です。

他人の時間に左右されない。自分のリズムを守る

睡眠確保のための時間割

疲労解消には眠るしかありません。睡眠を確保するための時間設計が必要です。起床・就寝時間を厳守するために生活時間割をつくります。

とくにADHDの人は時間管理が苦手です。スマホの手帳アプリやアラーム機能を活用しましょう。大事なのは「終わりの時間」を決め、そのときにパッと切り上げることです。

NG習慣をふり返る

普段のタイムスケジュール

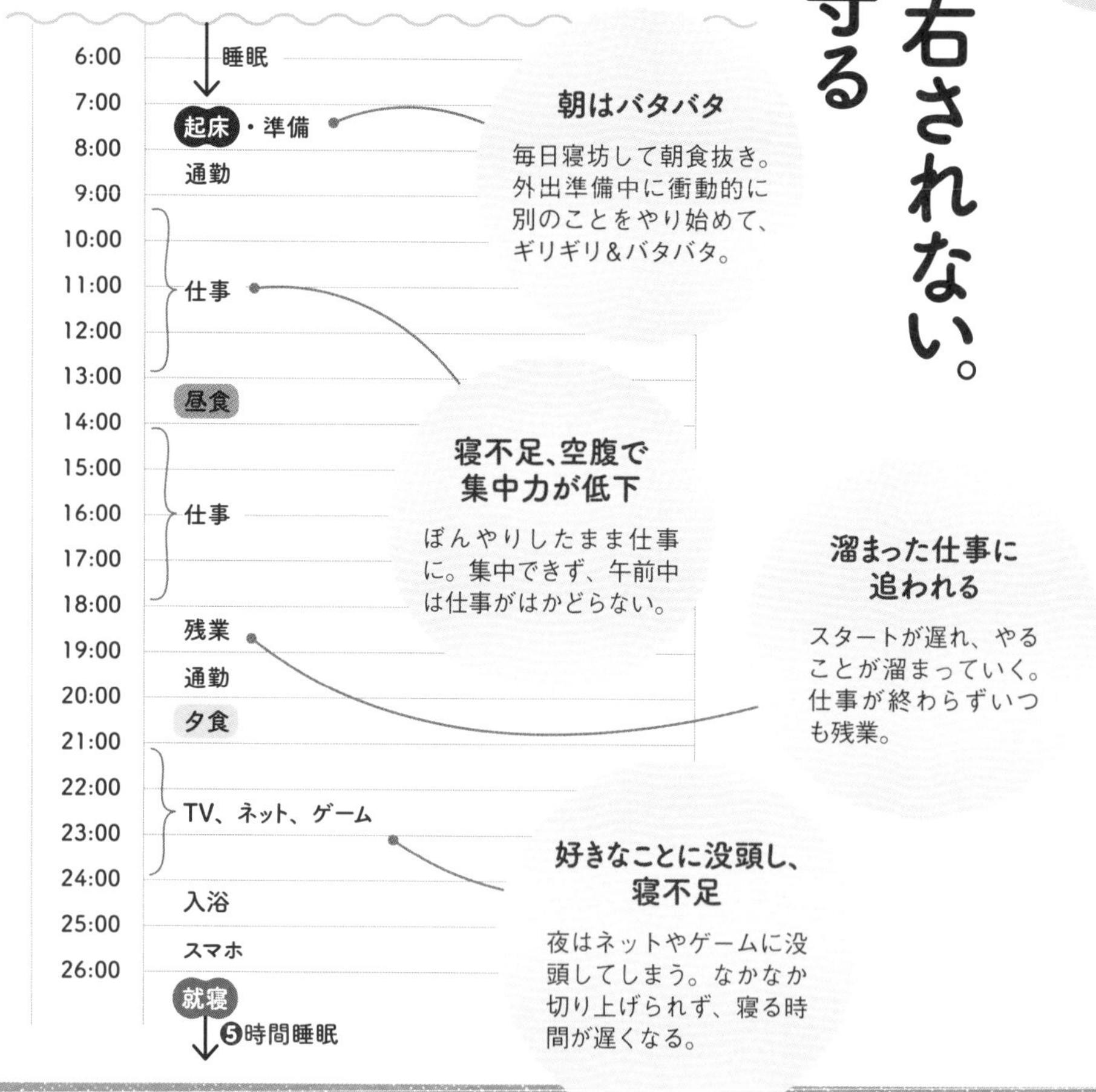
6:00
睡眠
7:00
起床・準備
8:00
通勤
9:00
10:00
11:00
仕事
12:00
13:00
昼食
14:00
15:00
16:00
仕事
17:00
18:00
残業
19:00
通勤
20:00
夕食
21:00
22:00
TV、ネット、ゲーム
23:00
24:00
入浴
25:00
スマホ
26:00
就寝
❺時間睡眠
朝はバタバタ
毎日寝坊して朝食抜き。外出準備中に衝動的に別のことをやり始めて、ギリギリ&バタバタ。
寝不足、空腹で集中力が低下
ぼんやりしたまま仕事に。集中できず、午前中は仕事がはかどらない。
溜まった仕事に追われる
スタートが遅れ、やることが溜まっていく。仕事が終わらずいつも残業。
好きなことに没頭し、寝不足
夜はネットやゲームに没頭してしまう。なかなか切り上げられず、寝る時間が遅くなる。

大人の生活時間割をつくろう！

発達障害の人にとって、なにより大事な睡眠時間。最低７時間確保できるように時間割で固定する。休日も起床と就寝の時刻は絶対にずらさないようにがんばろう。

タイムスケジュール改善版

↓睡眠

6:00
30　起床
7:00
朝食・準備
8:00
通勤・運動
9:00
10:00
活動
大事なことはひとつまで
11:00
12:00
13:00
昼食
14:00
15:00
活動
大事なことはひとつまで
16:00
17:00
18:00
通勤・運動
19:00
夕食
20:00
21:00
自由時間
22:00
筋トレ・入浴
23:00
30　就寝
24:00

↓❼時間睡眠

POINT1
平日・休日問わず、起床時刻を一定にする
➡ P60

POINT2
朝食をとって、体を動かす
➡ P61

POINT3
終わらせたい大事な案件は一日ふたつまで
➡ P62

POINT4
終わりの時間が来たら作業を強制終了
➡ P63

POINT5
有酸素運動＆筋トレを習慣にする
➡ P64

POINT6
スマホ＆パソコンは寝る１～２時間前まで
➡ P65

POINT7
入眠儀式で就寝時刻に眠りにつく
➡ P66

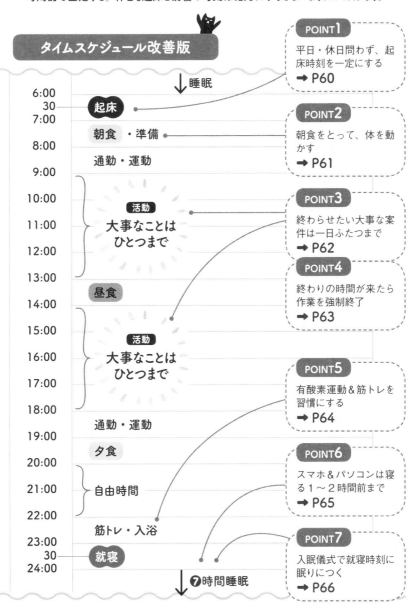

POINT 1 平日・休日問わず、起床時刻を一定にする

睡眠時間は長ければよいというものではありません。平日・休日を問わず起床と就寝の時間を一定にします。7時間くらいがベストです。過剰適応による疲労が解消され、脳のパフォーマンスが向上します。良質な睡眠は発達障害に限らず、双極性障害など他の精神疾患にも有効です。

そのためには、目覚めやすい環境を整え、平日・休日問わず一定の時間に起きるようにしましょう。

確実に起きられる仕組みづくり

起床時間に確実に起床し次の行動に移れるように、脳を覚醒させる仕組みをつくっておく。

カーテンを開けたまま寝る

自然光を浴びると覚醒しやすい。ベッドサイドに窓があるなら、カーテンやブラインドを開けたままにして寝る。

ドリンクとおめざを用意

目覚めてすぐに食べられる菓子と、お茶や白湯などの飲み物を用意。寝起きに口に入れる。

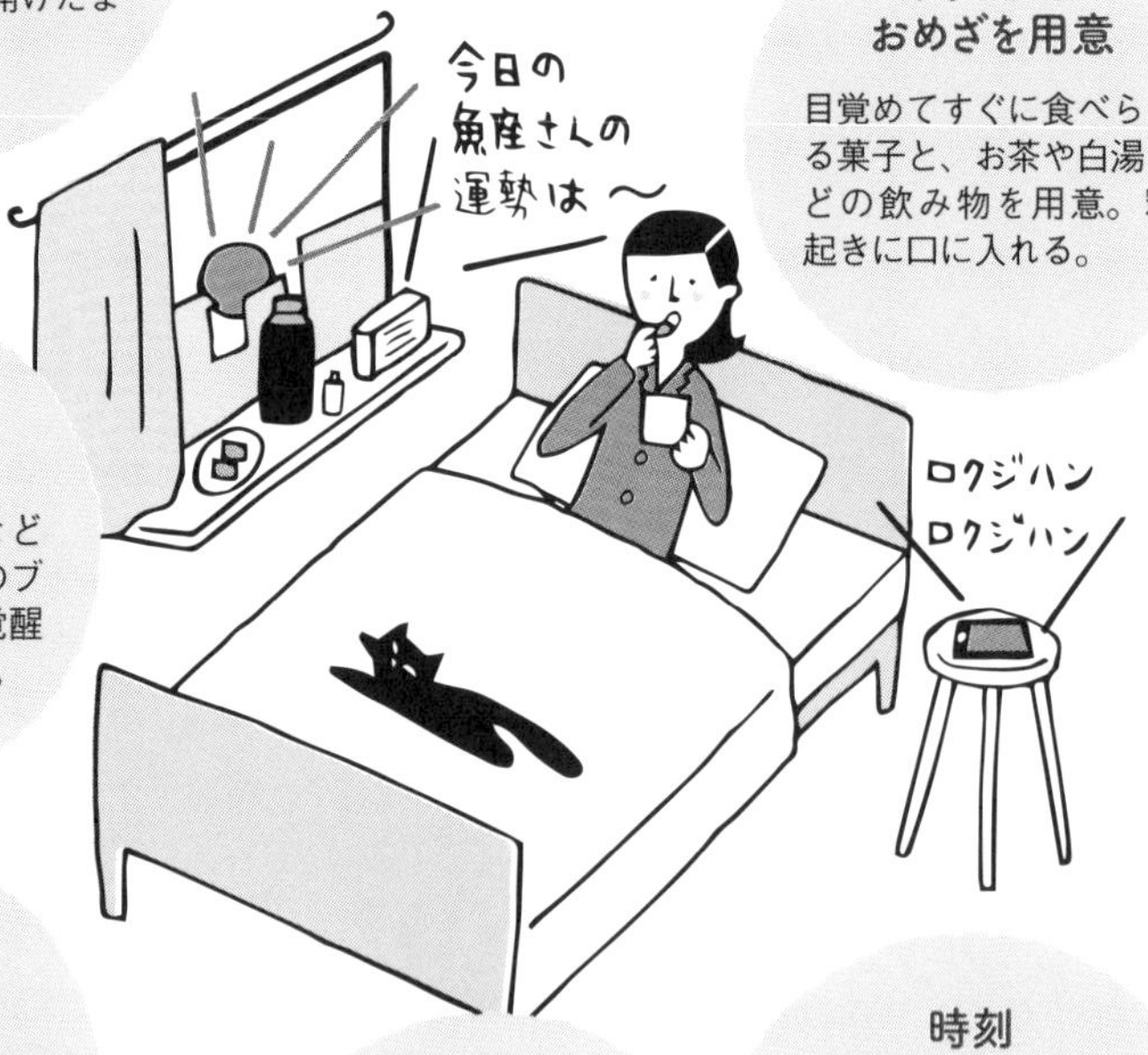
今日の
魚座さんの
運勢は〜
ロクジハン
ロクジハン

起きてすぐスマホを見る

スマホでニュースなどをチェック。スマホのブルーライトは、脳を覚醒させる効果大（P65）。

起きる目的をつくる

起床したら自動的に好きなラジオやテレビのプログラムが始まるようにセットしておく。

寝起きに目薬をさす

つけ心地のよい目薬を手に届くところに用意。目覚めたときに目薬をさして目を覚ます。

時刻読み上げアプリを活用

音楽やアラーム音より、人の声のほうが敏感に反応できる。時刻を読み上げるアプリなどを活用。

POINT 2

朝食をとって、体を動かす

二次障害を起こして休職している人にも、決まった時間に起き、朝食をとり、午前中はとにかく活動することをすすめています。活動を司る交感神経は起床から徐々に上がり、昼頃にもっとも優位になります。

午後は徐々に下がり、18 時頃には休息を司る副交感神経が優位になります。起床が遅れたり、午前中に体を動かさずにいると、自律神経のリズムが乱れ、夜になっても副交感神経が優位になりません。

昼間に活動、夜からリラックスで眠りやすく

**朝食・運動で
交感神経をしっかり上げる**

朝食で消化器系の働きが活発に。糖質の摂取で脳も活性化。さらに通勤・運動で全身を動かせば、交感神経がしっかり上昇し、自律神経のリズムが整う。

**午後は少しずつ
リラックスモードに**

交感神経を休め、副交感神経を優位に働かせるため、夕食は夜早めに。脳を刺激するパソコンやスマホの使用は寝る１～２時間前には終了。リラックスモードで入眠。

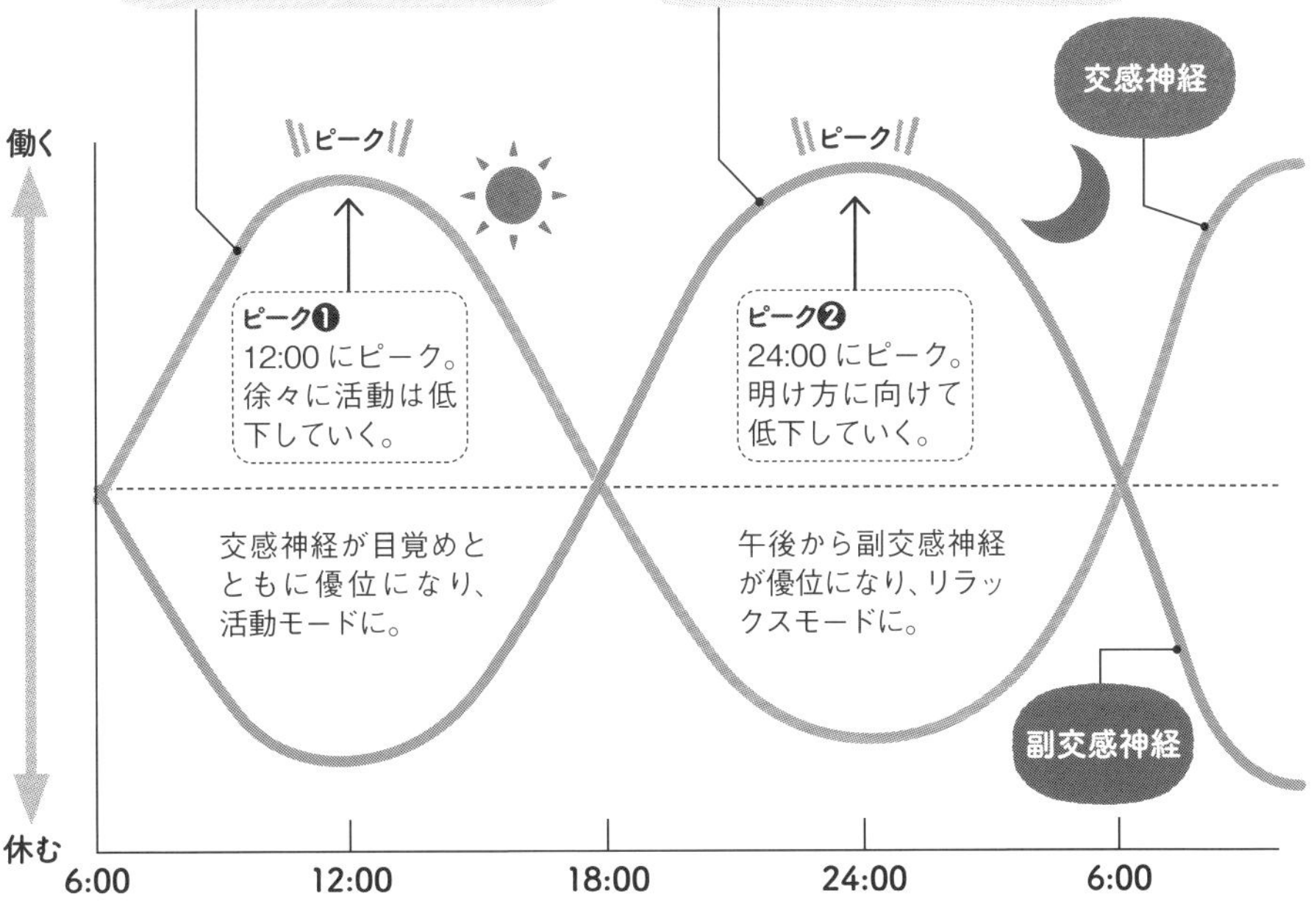

交感神経
働く
ピーク
ピーク
ピーク❶
12:00 にピーク。
徐々に活動は低下していく。
ピーク❷
24:00 にピーク。
明け方に向けて低下していく。
交感神経が目覚めとともに優位になり、活動モードに。
午後から副交感神経が優位になり、リラックスモードに。
副交感神経
休む
6:00
12:00
18:00
24:00
6:00

POINT 3
終わらせたい大事な案件は一日ふたつまで

スケジュール管理のポイントは、重要な用事を一日ふたつまでに絞ることです。午前と午後、それぞれひとつずつ行うようにします。

前日に翌日のタスクをリストアップし、重要度と緊急度に応じた優先順位を決め、時間割に組み込みます。タスクが多すぎるなら、仕事量を見直し、他人を頼りましょう。無理をして睡眠時間を削ってとり組んでも、結局やり直しになったり、失敗したりしがちです。

時間管理マトリックスに仕事をふりわける

重要度と緊急度でその日のやることを時間管理マトリックスの表に分類。重要度の高いふたつを午前、午後のメインの仕事にする。

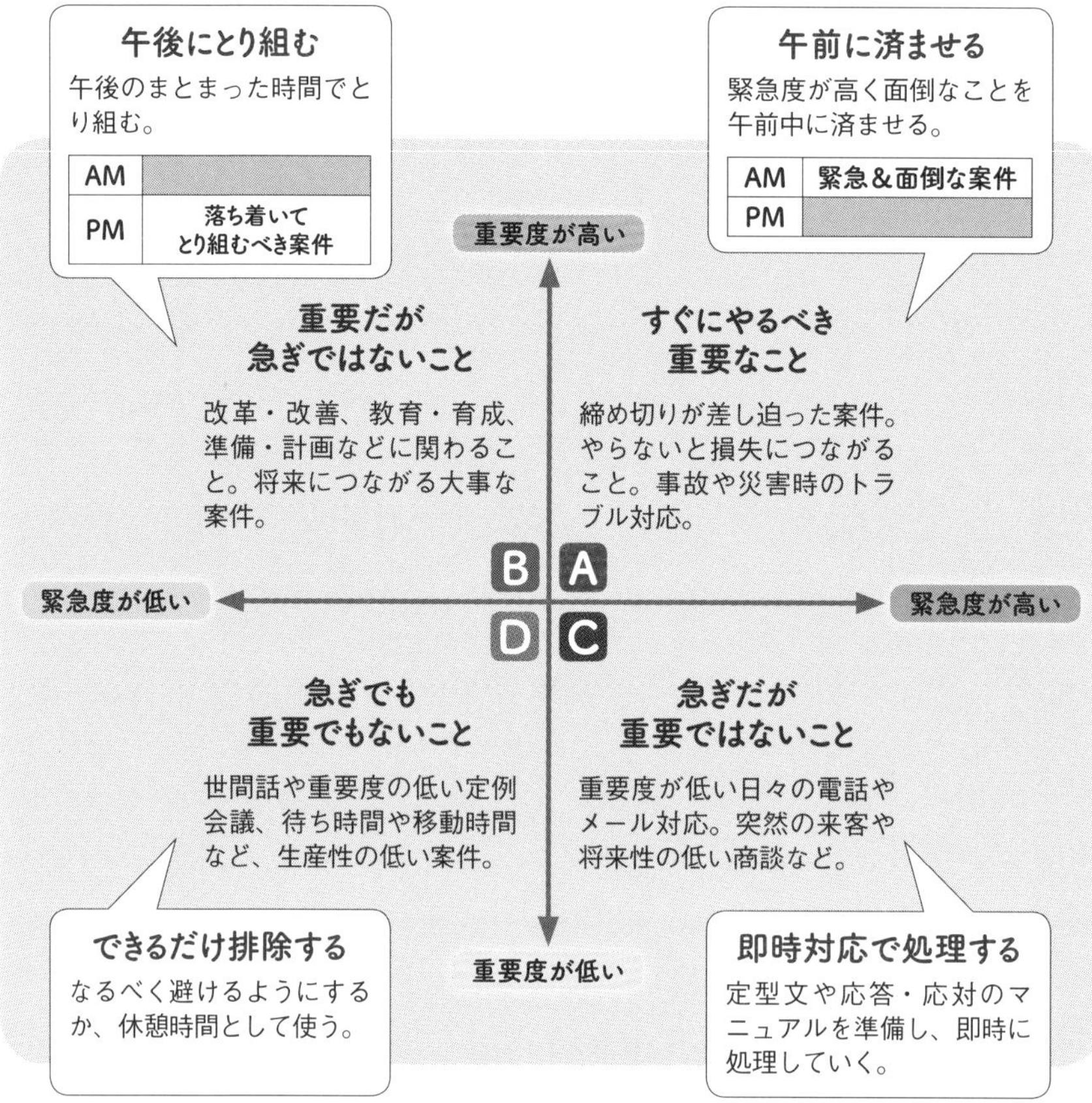

午後にとり組む
午後のまとまった時間でとり組む。
AM
PM
落ち着いてとり組むべき案件
午前に済ませる
緊急度が高く面倒なことを午前中に済ませる。
AM
緊急&面倒な案件
PM
重要度が高い
重要だが急ぎではないこと
改革・改善、教育・育成、準備・計画などに関わること。将来につながる大事な案件。
すぐにやるべき重要なこと
締め切りが差し迫った案件。やらないと損失につながること。事故や災害時のトラブル対応。
B
A
緊急度が低い
緊急度が高い
D
C
急ぎでも重要でもないこと
世間話や重要度の低い定例会議、待ち時間や移動時間など、生産性の低い案件。
急ぎだが重要ではないこと
重要度が低い日々の電話やメール対応。突然の来客や将来性の低い商談など。
重要度が低い
できるだけ排除する
なるべく避けるようにするか、休憩時間として使う。
即時対応で処理する
定型文や応答・応対のマニュアルを準備し、即時に処理していく。

POINT 4
終わりの時間が来たら作業を強制終了

ASD の人も ADHD の人も、過集中しがちで、行動の切り替えが苦手です。ASD の人は疲労を自覚しづらく、仕事を中断できません。ADHD の人は「やめなくちゃ」とわかっていてもやめられません。時間が来たら途中でも終わらせて次の予定に移ります。中断したタスクは翌日以降、そのタスクの時間割のなかで行います。他人の都合にふり回されず、自分の睡眠を軸とした生活サイクルの維持を優先させてください。

生活リズムを守ることを重視

アラームで通知
終了予定の時刻の 30 分前にアラームをかけ、時間通りに切り上げる。

声をかけてもらう
自信がないなら、公言し、周囲の人に時間が来たら声をかけてもらう。

終わるまでやり続けてしまうと、睡眠不足に。結果的に生活リズムが崩れていく。

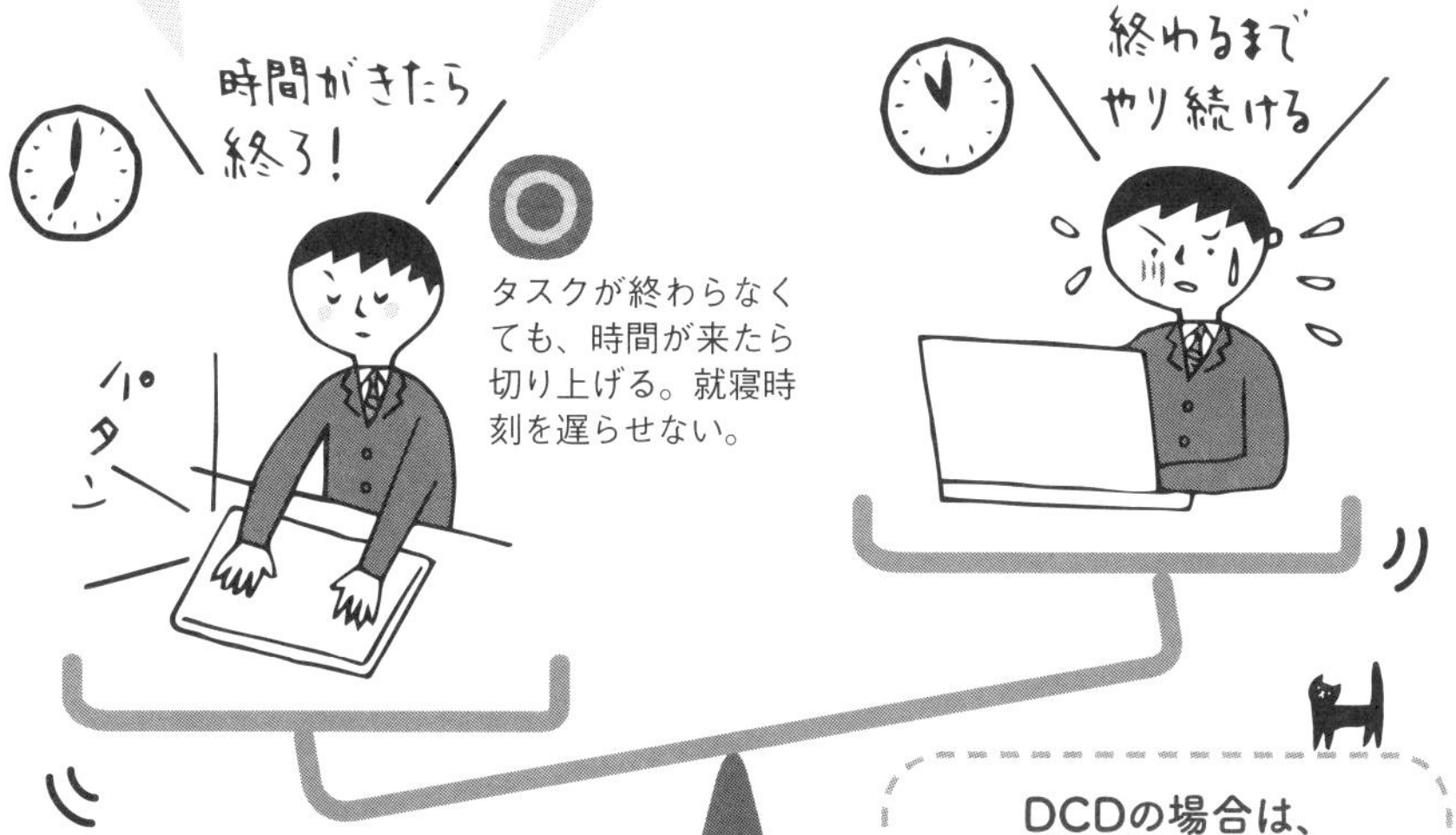
時間がきたら
終了!
パタン
終わるまで
やり続ける

タスクが終わらなくても、時間が来たら切り上げる。就寝時刻を遅らせない。

終わらせられなかったタスクは、翌日以降に時間を確保し、その時間内で終わらせる。

DCDの場合は、支援を求めて

DCD のある人の場合、どうしても作業に時間がかかります。苦手なことは相談し、仕事内容と量の調整など支援を求める必要があります（P92）。

POINT 5

有酸素運動＆筋トレを習慣にする

運動をして、日中の覚醒水準が上がるとよく眠れるようになります。

散歩や水泳、自転車などの有酸素運動を心がけましょう。寝る前にはスクワット、プランクなど軽い筋トレやストレッチがおすすめ。とくに筋トレで生じる疲労物質は、眠りを深くする効果があります。やりすぎると逆に眠れなくなるので、少し疲れる程度の負荷がベストです。ただ、抑うつが強いときは動けないので、無理は禁物です。

運動で生活リズムを整える

日中は有酸素運動で覚醒させ、夜は軽い筋トレで体を疲れさせると、睡眠の質が高まる。

日中

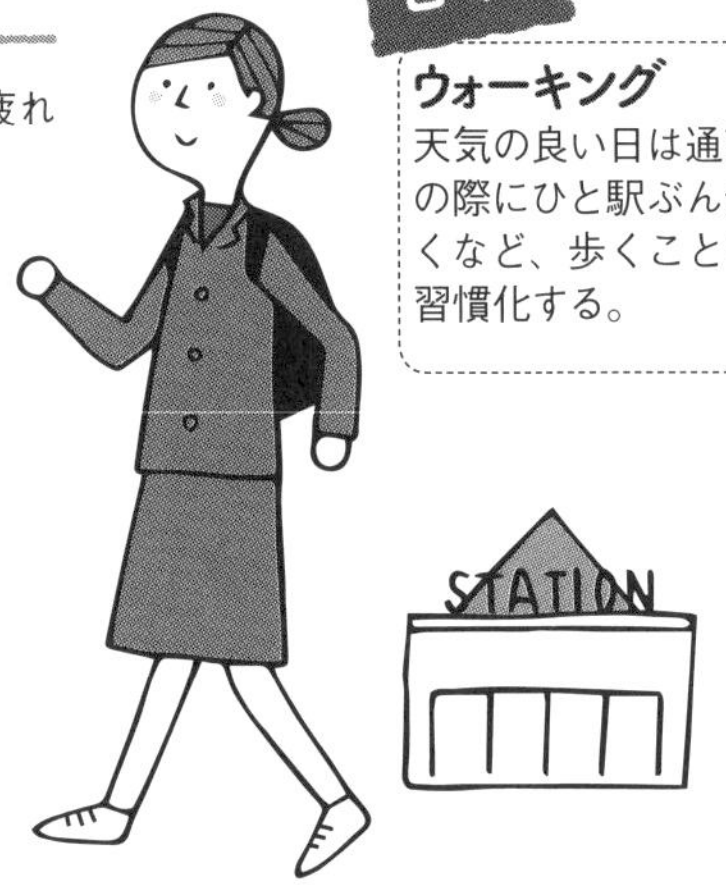

ウォーキング
天気の良い日は通勤の際にひと駅ぶん歩くなど、歩くことを習慣化する。

30分以上継続が目標

有酸素運動で全身を活性化

息が切れない程度に30分以上持続的に行う有酸素運動。ウォーキングや階段昇降などは、通勤、家事などの際の行動としてもとり入れやすい。

夜

プランク
うつ伏せになり、肘とつま先で全身をまっすぐ支え、その姿勢をキープ。慣れてきたら時間・回数を増やしていく。

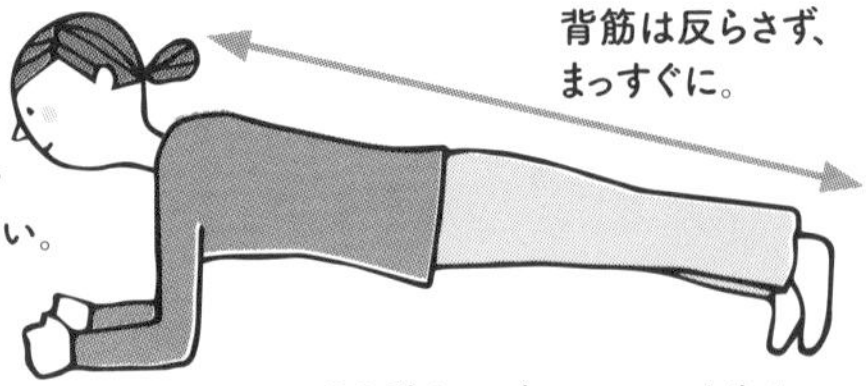

背筋は反らさず、まっすぐに。

呼吸を止めない。

両肘で体を支える。

20秒キープ×4セットから

つま先をつける。

軽い筋トレで眠りを誘う

スクワットやダンベルなど、筋肉に負荷をかけるトレーニング。負荷で壊れた筋繊維を修復することで筋肉が増強。その回復プロセスが、深い眠りをもたらすと考えられる。

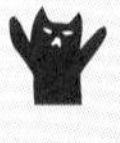

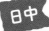

有酸素運動より筋トレを行うほうが、夜間の睡眠時間が平均40分増える（有酸素運動だけだと約23分増）というアメリカの研究報告があります！

POINT 6
スマホ＆パソコンは寝る1～2時間前まで

スマホやパソコンの光には脳を活性化するブルーライトが含まれています。寝る直前に浴びたブルーライトは、その後２時間脳を刺激し続け、眠りを妨げます。眠りは就寝直後がもっとも深くなります。いちばん眠りの深い時間帯をスマホの光で妨げないよう、就寝１～２時間前にはスマホを見ないように。「スマホは心のオアシス」という人でも、寝る１時間前にはスマホから離れ、本を読んだり絵を眺めるようにしましょう。

夜間睡眠パターン　睡眠中はノンレム（深い睡眠）とレム（浅い睡眠）という２種類の睡眠を交互にくり返し、覚醒に至る。

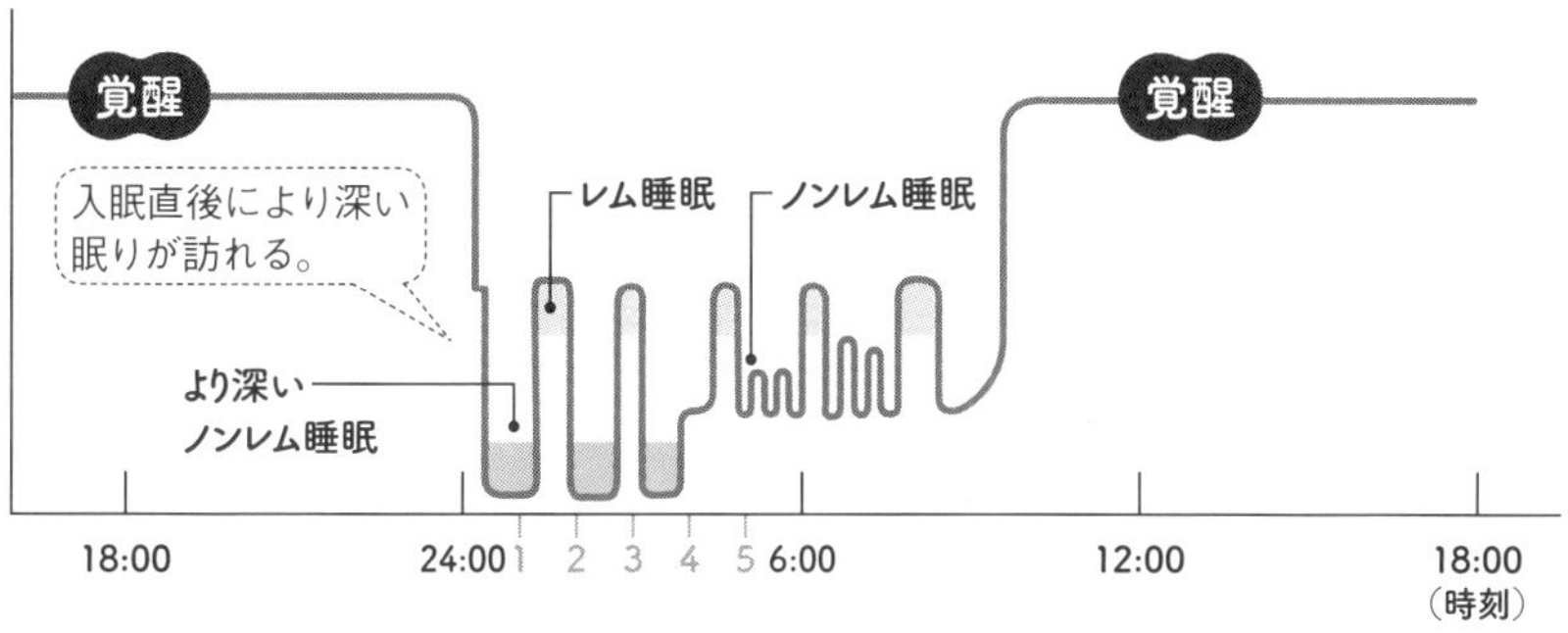
覚醒
覚醒
入眠直後により深い眠りが訪れる。
レム睡眠
ノンレム睡眠
より深いノンレム睡眠
18:00
24:00
1
2
3
4
5
6:00
12:00
18:00
（時刻）

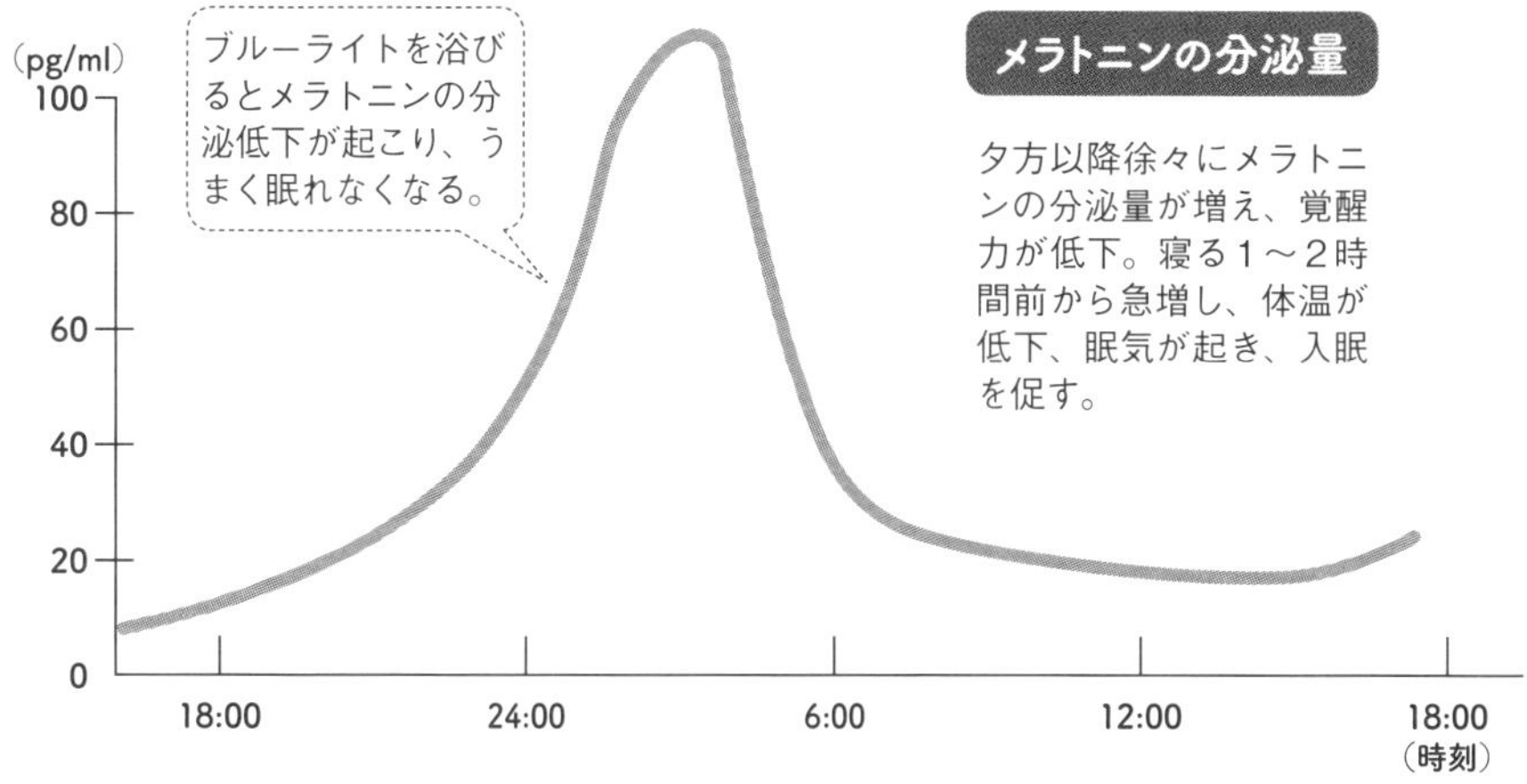
（pg/ml）
100
80
60
40
20
0
ブルーライトを浴びるとメラトニンの分泌低下が起こり、うまく眠れなくなる。
18:00
24:00
6:00
12:00
18:00
（時刻）

メラトニンの分泌量

夕方以降徐々にメラトニンの分泌量が増え、覚醒力が低下。寝る１～２時間前から急増し、体温が低下、眠気が起き、入眠を促す。

出典：「眠りのメカニズム」（三島和夫、厚生労働省 e-ヘルスネット）「一般男性と高齢者の生体リズムの比較」（三島和夫、1994）より一部改変

POINT 7

入眠儀式で就寝時刻に眠りにつく

自分なりの入眠儀式をつくり、就寝前決まった時間に行いましょう。ルーチン化することで体内時計が整うため自然に眠くなります。たとえば入浴後、部屋の照明を落としてストレッチすれば、リラックスして副交感神経優位になります。ハーブティを飲んだりアロマを焚《た》いたりするのも効果的です。うとうとしてきたら、そのままベッドに入ってください。スマホに手をのばさないようにくれぐれも気をつけましょう。

入眠儀式 ❶

寝る90分前に入浴。41℃程度の湯船に

寝る90分くらい前のタイミングで入浴。熱すぎない40～41℃程度の湯船に、首までつかって約15分。体の深部の体温が上昇。疲労回復効果も。

熱すぎるとポカポカは半減

42℃を超えると、体が緊張して交感神経が優位に。毛細血管が収縮し、温かさが持続しにくい。

入浴後1～2時間かけて体温低下

入浴後は1～2時間かけて体温が低下。入浴しないときより、低下を促進するため、眠りにつきやすい。

半身浴なら20～25分

半身浴の場合は、深部体温の上昇に時間がかかる。プラス10～15分多めに時間をとる。

よい香りのバスオイルを

リラックス効果のある香料（P67）を配合したバスオイルを入れ、入浴を楽しもう。

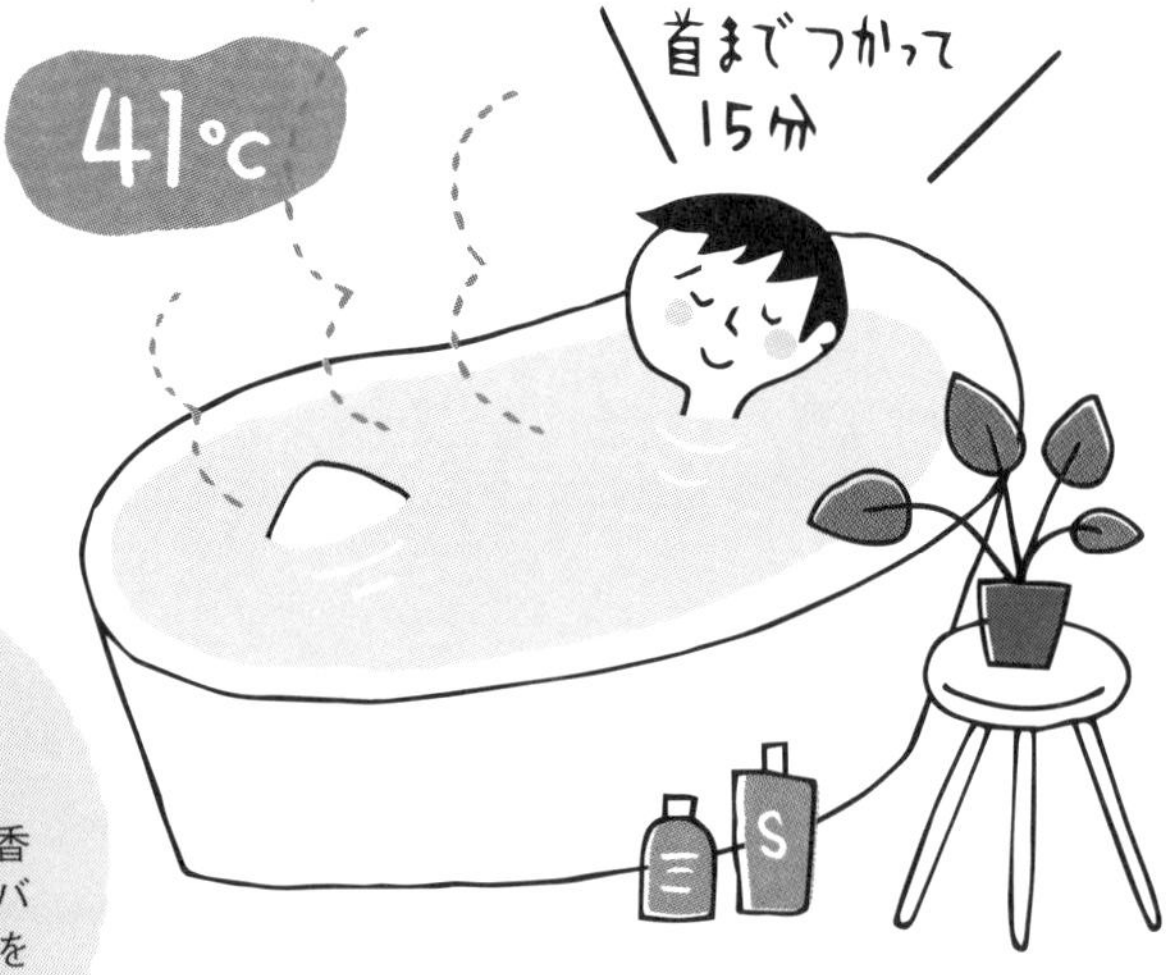

入眠儀式③ 間接照明で視覚からリラックス

メラトニンの分泌（P65）を妨げないよう、寝室は白い光の蛍光灯やLED照明を避け、温かい光の白熱電球などを使った間接照明や常夜灯などに切り替える。

入眠儀式② アロマテラピーで嗅覚からリラックス

催眠作用やリラックス効果の高い香りのアロマオイルを寝室に焚き、嗅覚から脳を休ませる。ラベンダー、カモミール、ネロリ、ローズ、ゼラニウムなどが催眠＆リラックス効果が高いといわれている。ただ発達障害では感覚過敏の人も。実際に香りを確認し、好みのものを選ぶように。

部屋全体に拡散する

アロマを焚くためのアロマディフューザーやアロマオイル対応の加湿器などで部屋全体に香りを拡散する。

リネン類に染み込ませる

アロマオイルを希釈したスプレーを枕やベッドカバーなどのリネン類に染み込ませる。

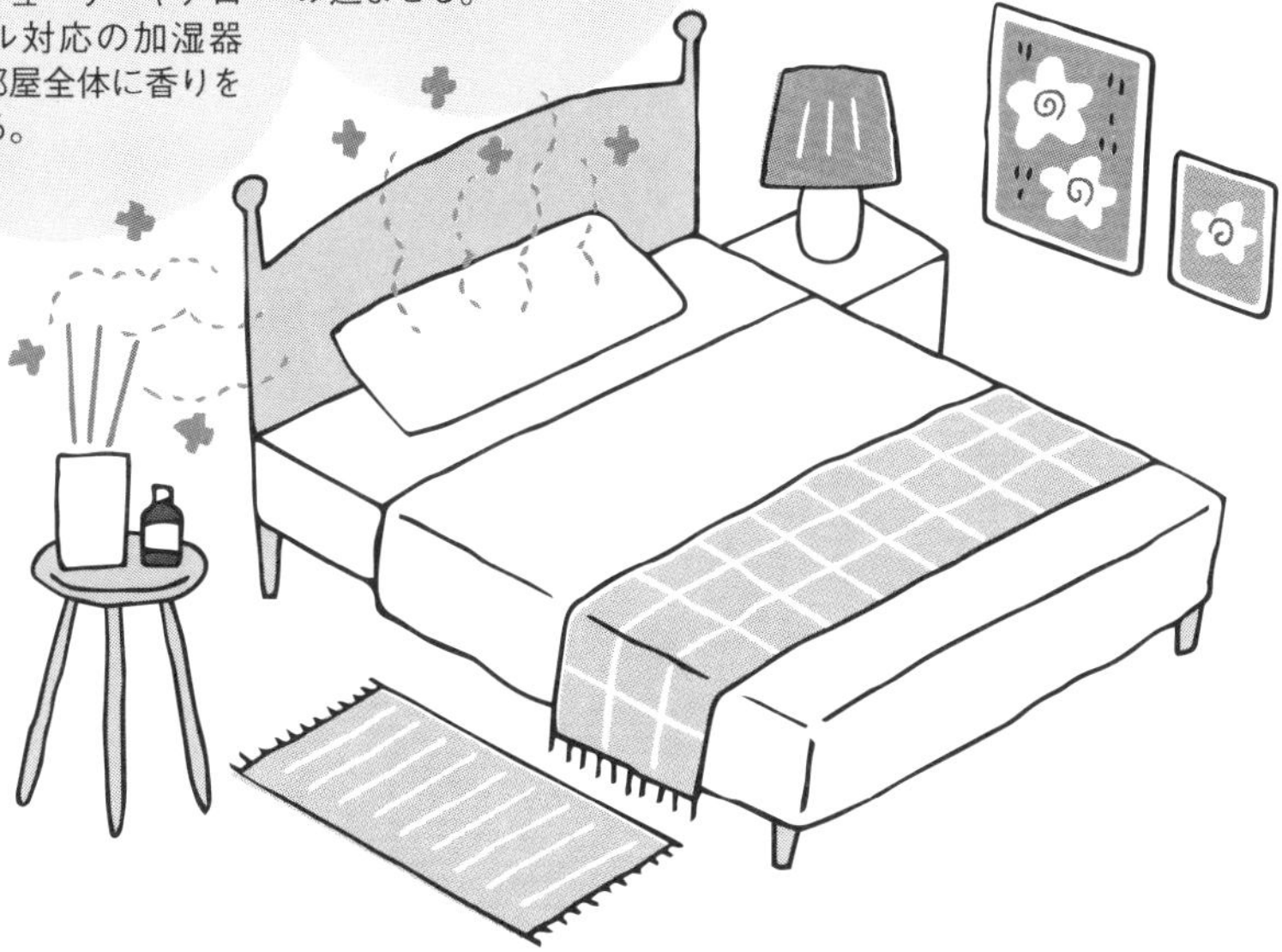

良質の枕、マット、パジャマでより眠りやすく

　最近は睡眠の質に注目した高機能な寝具が数多く販売されています。よく眠れないという人は、オーダーメイドの枕や体に合ったマットレスなどに買い替えてみるのもいいでしょう。寝るときにトレーナーやTシャツなどの部屋着で寝る人も多いようです。しかし、部屋着とパジャマでは体の締めつけ感が違います。シルクやコットンなどの肌触りのよいパジャマに着替えると、快適に眠れるようになるかもしれません。

入眠儀式 4 ヨガやストレッチで体をほぐす

ヨガやストレッチで体をほぐす。入浴と同様に深部体温が上がり、その後、体温が下がりやすくなる。血行が良くなることで筋肉疲労もとれていく。

筋トレ（P64）・入浴（P66）後にストレッチで体をほぐすと眠りやすくなります。

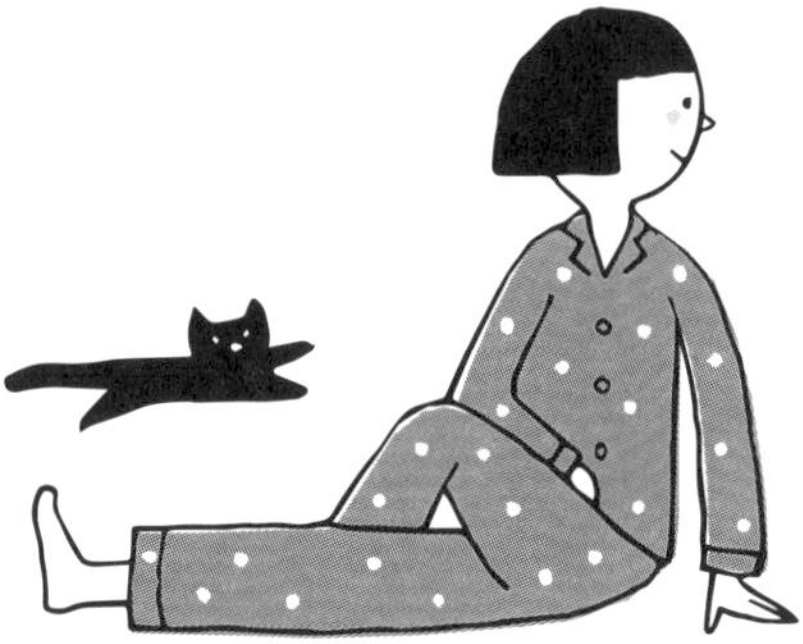

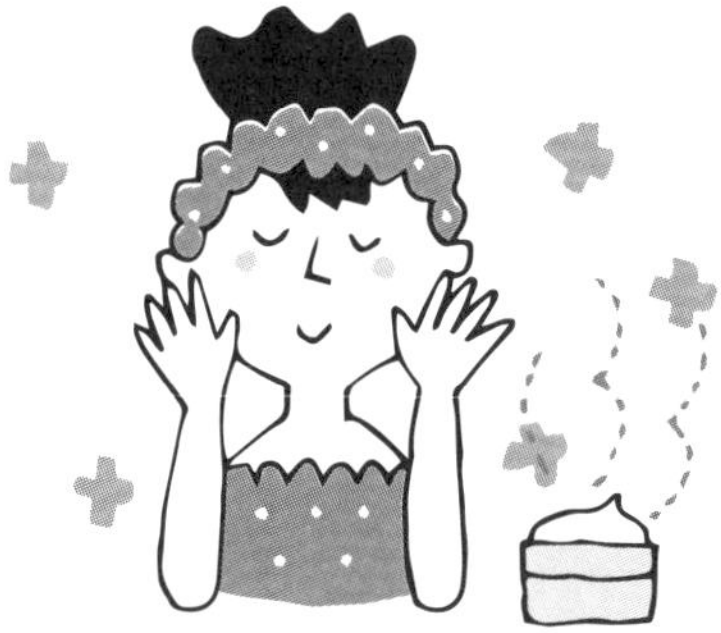

入眠儀式 5 マッサージやスキンケアでリセット

好きな香りのクリームやオイルを手にとり、スキンケアやマッサージ。自分の手で自分をいたわり、一日をリセット。

入眠儀式 6 温かい飲み物をおなかに入れる

催眠効果のあるカモミールなどのハーブティ、体を温める生姜湯、くず湯、おなかにやさしいホットミルクなど。

カフェインは覚醒作用があるのでNG。アルコール飲料は一時的に眠気が訪れるものの、眠りが浅くなり睡眠の質が低下するので避けましょう。

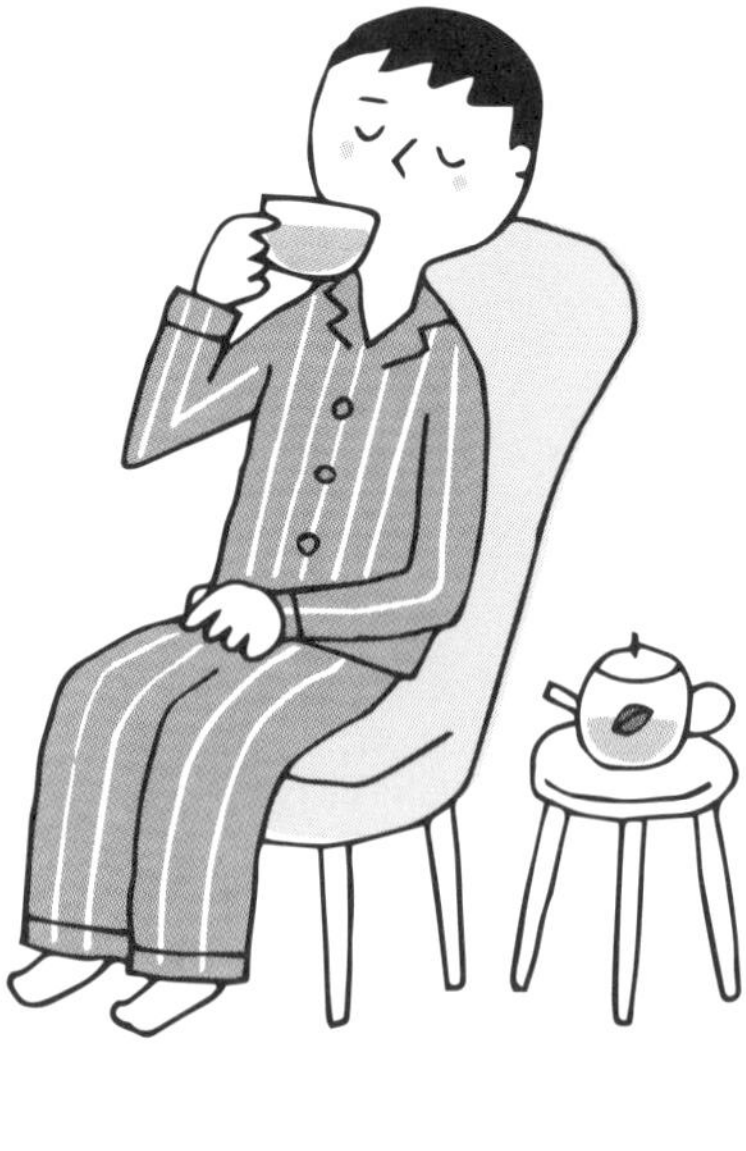

入眠儀式 7　アイマスクで寝入りやすく

アイマスクで光を遮断することで、メラトニンの分泌増加が促され、より眠りやすくなる。ホットアイマスクなら、目の疲労をとり除く効果も。

吸う時間より長く吐く

息を吸い込んだ時間の倍以上かけて息を吐く。吐き切ることで、空気が入りやすくなる。

締めつけ感のないアイマスクを

顔にのせるだけのタイプ、使い捨てタイプなど、締めつけ感の低いアイマスクを。

手のひらを開いて上に

手に力が入らないように、手のひらを開いて、上向きにする。

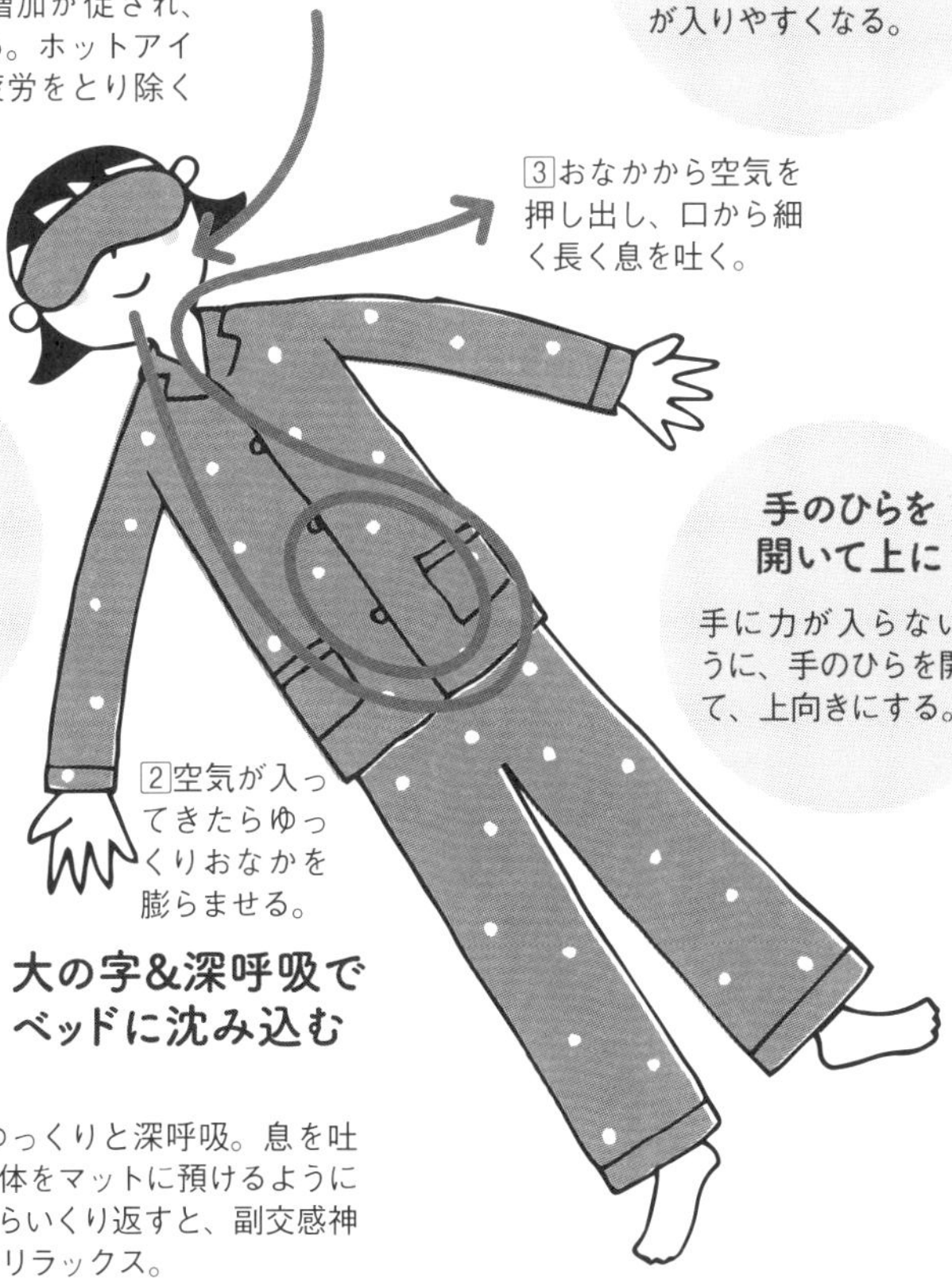
1鼻から空気を吸い、おなかに送るイメージで。
2空気が入ってきたらゆっくりおなかを膨らませる。
3おなかから空気を押し出し、口から細く長く息を吐く。

入眠儀式 8　大の字&深呼吸でベッドに沈み込む

大の字になり、ゆっくりと深呼吸。息を吐き切ったときに、体をマットに預けるようにして脱力。5分くらいくり返すと、副交感神経が優位になり、リラックス。

インストゥルメンタル音楽は眠りを妨げる?

　音楽を聞きすぎて頭のなかでくり返しメロディが鳴る症状をイヤーワームといいます。ある調査では、イヤーワームになると就寝中にも脳が音楽の情報を処理し続けるので睡眠の質が下がると報告しています。

　とくにイヤーワームになりやすいのはボーカル曲よりインストゥルメンタル。一方、鳥の声や流水音など、自然の音にはストレス軽減効果があるとされており、就寝時は自然の音のほうが適切かもしれません。

睡眠障害の対策

眠れないと症状も悪化。薬を使い、睡眠リズムを改善

発達障害の過剰適応を改善するには睡眠が大切だというお話をしてきましたが、そもそも発達障害の傾向がある人は、睡眠に問題を抱えやすいことがわかっています。

発達障害は睡眠障害をともなうことが多い

発達障害の人の脳波を調べてみると、覚醒時に不安定になりやすいのです。定型発達の人でも睡眠時には脳波が不安定になることはありますが、覚醒時には比較的安定しています。ところが発達障害の人は覚醒時にも不安定で、睡眠時にはさらに不安定になります。

発達障害の人が「いくら寝ても寝足りない」「朝起きるのがつらい」「なかなか寝つけず、夜中に何度も目が覚めてしまう」などの睡眠障害を訴えるのは、このためではないかと考えられます。

睡眠障害は、前述のように規則正しい生活で睡眠の質を上げるのが基

本です。ただ、それでもうまく眠れない場合は、精神科、心療内科や睡眠外来に相談することも大切です。

抗うつ薬やメラトニンに働きかける薬を使う

薬のなかで、ベンゾジアゼピン系の睡眠薬は依存性が高いのでおすすめしません。薬局で手軽に睡眠導入剤を入手する人もいますが、医師に適切な薬を処方してもらうべきでしょう。私のクリニックでは睡眠薬ではなくトラゾドンという抗うつ薬を用いることがあります。この薬は副作用で眠気が生じることが多いのですが、深い睡眠を延長する作用があります。トラゾドンで眠れない場合、また睡眠リズム障害が見られる場合にはラメルテオン（ロゼレム）などを使います。メラトニン受容体に働きかけ、自然な眠りを促す作用があります。

脳波に異常が見られるときには抗てんかん薬を処方します。睡眠時無呼吸症候群の疑いがあれば、呼吸器等の専門病院を受診してもらいます。

睡眠の質を上げるには、やはり規則正しいスケジュールが最善の方法です。発達障害だけでなく双極性障害やうつ病でも生活管理が有効です。

ＡＤＨＤの場合は有効な治療薬があるため（Ｐ90）、症状を全体的に落ち着かせることを優先することもあります。

睡眠障害が見られるときに使われるおもな薬

ラメルテオン
（医薬品名：ロゼレム）

メラトニン受容体作動薬。睡眠のリズムを司るメラトニン（P65）の受容体を刺激することで、自然な眠りに導き、睡眠リズムを改善。副作用が起きにくい。

トラゾドン
（医薬品名：デジレル、レスリン）

眠気の作用が強い抗うつ薬。うつ病の治療だけでなく、副作用である眠気を利用して不眠に対して処方されることが多い。

環境の見直し

ときに助けを求め、支援を受け、ストレスの少ない居場所を見つける

グレーゾーンの人は過剰適応が常態化しやすく、いくら睡眠をとって、脳をリフレッシュしても、限界を感じる人がいます。

「やりたい仕事」より「できる仕事」を

いまの仕事がつらくて、自分の力ではどうにもならないと感じたら、自分の特性と適職について見直してみるといいでしょう。

自分に向いている仕事はなにか。もし「やりたいと思っていまの仕事についたのに、能力が発揮できず苦しい」と思うなら、じつはその仕事はあなたに向いていないのかもしれません。

やりたい仕事とできる仕事は、必ずしもイコールではありません。発達障害特有のこだわりによって、やりたい仕事が自分に向いている仕事だと思い込んでいる可能性もあります。

一方「やりたくない」「つまらなそう」と思っていた仕事も、やって

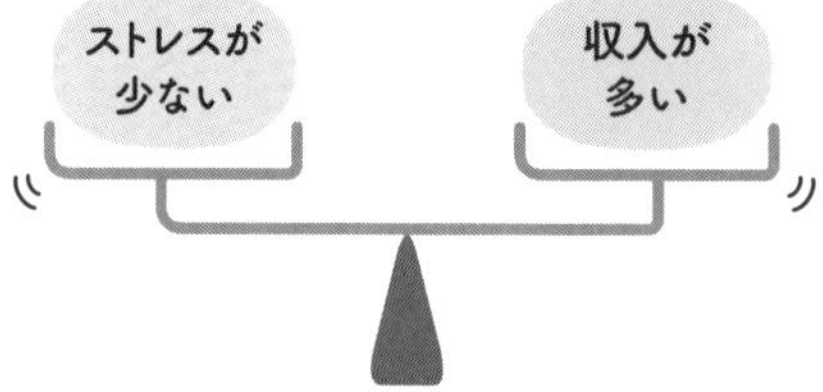

どちらがより生きやすい？

失敗に寛容でストレスが少ない職場が望ましいのはいうまでもないが、収入は現在より低くなる可能性は大きい。毎日の生活を考えていく際、どんな未来、どんな幸福を思い描くかも重要な課題となる。

みると意外に自分に向いていることに気づくこともあります。仕事を無理なくこなし、日々ストレスを感じずに過ごせるのであれば、それがあなたに向いている仕事だと考えることもできます。

仕事は本来、生活のためのお金を得るものです。仕事がストレスになって生活が侵食されてしまうのでは本末転倒です。ストレスなく働ける場所を見つけて気持ちよく生活することを優先しましょう。

支援者に入ってもらいながら、環境を変えていく

グレーゾーンの人は障害の診断が下らないことが多く、精神障害者保険福祉手帳も交付されないので支援のはざまに置かれています。

働いている人は、いまの職場で相談できる人を見つけて支援してもらうのがベストです。ただ、上司や産業医は会社側の立場なので親身になってもらうのは難しいかもしれません。規模の大きい会社であれば、健康相談の窓口やカウンセラーに相談するという方法もあります。

身近に相談する相手がいない、いま仕事を探しているという場合には、支援機関に相談しましょう。グレーゾーンの相談に乗ってくれるところがたくさんあります（P74）。クリニックで相談すれば、窓口提出用の意見書を依頼できる場合もあります。

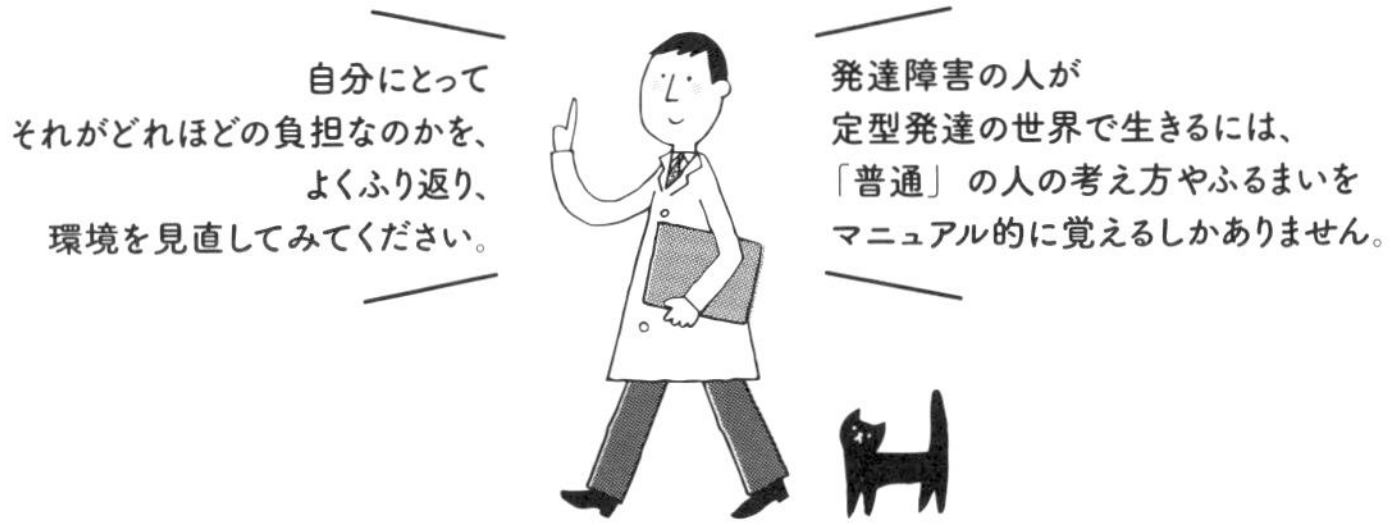
自分にとって
それがどれほどの負担なのかを、
よくふり返り、
環境を見直してみてください。
発達障害の人が
定型発達の世界で生きるには、
「普通」の人の考え方やふるまいを
マニュアル的に覚えるしかありません。

実際にはオープン就労だが、支援してくれる機関はある

発達障害の人の就労方法にはふた通りあります。障害を公表して働くオープン就労と、公表せずに働くクローズ就労。オープン就労の場合には医療機関で診断が下っていて、なおかつ精神障害者保健福祉手帳を取得している必要があります。実際には、発達障害グレーゾーンの場合、診断が下らないことも多いため、クローズ就労で働くのが一般的です。

ただし、その際にも職場の人たちに合理的配慮を求めることは可能です。合理的配慮とは、自らの特性を伝え、周囲がそれを配慮するということ。たとえば音への感覚過敏があるなら、それを伝えて、業務中ノイズキャンセリングのヘッドホンの使用を許可してもらうといったことです。

また、精神障害者保健福祉手帳がなくても相談に乗ってくれる機関もあります（以下）。ぜひ利用してみましょう。

《精神障害者保健福祉手帳がなくても相談に乗ってくれる機関》

●発達障害者支援センター

発達障害に関する総合窓口。都道府県や指定都市に設置されている。診断前でも相談に乗る。

URL　http://www.rehab.go.jp/ddis/action/center/

●ハローワーク

就職支援を受けられる。発達障害者雇用トータルサポーター（精神保健福祉士や心理士等）も在籍。就労準備プログラムを担当。

URL　https://www.hellowork.mhlw.go.jp/

●地域障害者職業センター

ハローワークと連携。発達障害の人向けに専門的な職業のリハビリテーションを実施。

URL　https://www.jeed.go.jp/location/chiiki/index.html

●障害者就業・生活支援センター

地域の関係機関と連携をはかり、就業や生活に関する相談・支援を行う。

URL　https://www.mhlw.go.jp/stf/newpage_18012.html

●地域若者サポートステーション

通称サポステ。15～49歳までを対象。職場定着するまで支援する。

URL　https://saposute-net.mhlw.go.jp/

●就労移行支援事業所

障害者の就職のサポートを行う民間の福祉サービス。医師の診断書・意見書があれば利用可能。

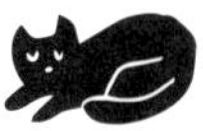

Part4

二次障害を防ぐために

医師と二人三脚で発達障害と向き合う

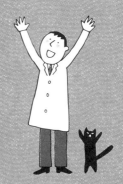

あなたはいまなにが大変で
つらいと感じていますか？
発達障害にまつわる悩みを抱えているなら、
一度は医療機関とのつながりをもち、
専門家とともにいまのつらさを
とり除いていくことが大切です。

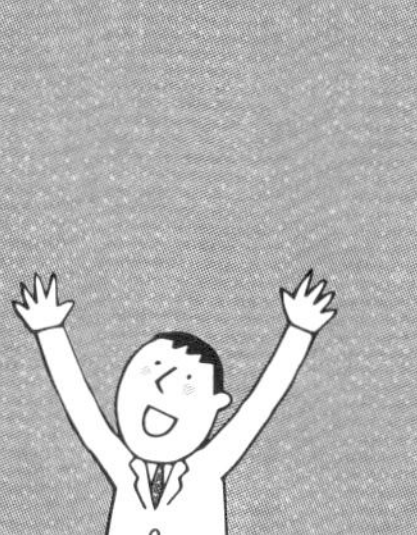

発達障害の考え方

前頭葉の統合機能や脳の領域間の接合性の問題か

発達障害の原因ははっきり解明されていませんが、脳機能の問題に起因するという説が有力です。

先天的に脳の構造が異なり、機能に特徴がある

目から入った情報は、脳の前頭葉で処理され、耳から入った情報は側頭葉、運動機能は頭頂葉で処理されます。それぞれの情報は脳内に張り巡らされたネットワークで前頭前野に送られ、アウトプットされます。

ある研究によると、発達障害の人の前頭前野には厚みが薄い部分があるとされています。このため、生まれつき回路の接合状態が通常の人と異なっており、領域間の情報伝達がうまく機能していないのではないかと考えられています。

ただし発達障害とよく似た特性をもつ精神疾患は、うつ病や統合失調症、不安症、双極性障害などほかにもたくさんあります。

こんな症状が出てきていない？ とくに注意が必要なふたつの精神疾患

躁とうつが交互に生じる　双極性障害

躁とうつをくり返す病気で、以前は躁うつ病と呼ばれていました。遺伝や環境が影響しているとされますが、原因は不明です。

Ⅰ型とⅡ型にわかれており、Ⅰ型は激しい躁状態におちいって暴力やギャンブルなどで人生が破綻する人もいます。Ⅱ型はうつが長く、躁になっても「機嫌が良い」程度の軽躁状態しか見られないので、うつ病と診断されがちです。

治療は薬で症状を落ち着かせながら、自分の心や病気との関わり方を学ぶ疾病教育が効果的です。

ほかの精神疾患との境界線はあいまい

じつは精神疾患全般を見渡してみると、ほとんどの疾患は環境への不適応によるストレスがベースとなっていることがわかります。そして、その根底には発達障害との関わりがあるのではないかと考える専門家もいるのです。

とくに発達障害との区別が難しい部分があるのが双極性障害と統合失調症です。これらの疾患は以前から区別がつきづらいとされてきましたが、それだけでなく合併しているケースも多いとわかってきました。

また、ＡＳＤのうち約３割が統合失調症に移行するともいわれています。発達に偏りのある子どもに幻聴や妄想が現れ、それを放置して思春期以降統合失調症を発症した症例が報告されています。

さらに統合失調症や双極性障害には発達障害と共通する遺伝子が多いという研究もあります。３つの疾患は遺伝子的に共通した部分があり、症状の現れ方が違うだけではないかともいわれています。

これらの疾患の診断は、本人が訴える症状から考察するしかなく、明確な境界線を引くことは困難です。現れている症状に合わせて対処し、どの薬がどのように作用しているかを見ながら治療を行います。

幻聴、妄想などが生じる　統合失調症

脳の働きをまとめる機能が低下して思考がまとまりにくくなり、幻覚や妄想が生じる病気です。実際にないものがあるかのように見えたり、声が聞こえて「悪口を言われている」と思い込んだりすることがよくあります。「いやがらせされている」などの被害妄想も生じます。

原因は不明ですが、生来の気質に加えてストレスの影響が考えられています。治療は薬物療法とともに、心理教育や生活技能訓練（SST）などの心理社会的リハビリテーションで社会機能の回復を目指します。

発達障害の検査

客観的なデータをとることで、自分自身の凸凹を受け止める

大人の発達障害の治療では、自分自身を理解することがなによりも重要です。グレーゾーンの場合、障害を認識できていないケースも多く、きちんと理解することから治療がスタートします。

特性を理解することで過剰適応の対策を練る

大学病院などを除き、精神疾患の診断は一般に問診が中心です。発達障害の場合、心理検査なども行います。私のクリニックではさらに画像検査などの詳細な検査を行います。大人の発達障害の場合、問診だけでは不十分であったり、不正確であったりすることも多く、客観的な指標が求められるからです。検査結果を受けて、発達特性の変異という観点に基づいて特性を明らかにすると、多くの人が納得してくれます。そのうえで、「あなたにはこういう特性があるから、こんなふうにするとよいですね」と過剰適応の対処法を提案するのです。

診断が下り、理由がわかるだけで、どうすればいいのか理解する人もいて、検査だけで高い治療効果が得られることも稀にあります。

本人の申告だけでは診断できないことも

詳細な検査をする理由に、問診の不確かさがあります。

発達障害の診断には幼少期から成長期の情報が不可欠ですが、本人の記憶があいまいだったり、記憶が書き換えられていたりする可能性もあります。自閉的な特性によって思い込みが偏っていることも。母子手帳や成績表などはある程度役に立ちますが、教師の所見欄がまったくあてにならないこともときどきあります。また知的発達症の場合、こちらの質問と本人の回答とにズレが生じることもあります。いずれにせよ本人の話だけをあてにするのは難しいのです。

検査には家族にも協力してもらいます。発育に関する質問に答えてもらい、ＡＤＨＤ、ＡＳＤ、ＤＣＤ、それぞれの特徴的な症状について尋ねます。本人の話と矛盾するときには、その矛盾の由来を探ります。たとえば本人の勘違いなら、それが糸口になり、発達障害の特性を特定できることもあります。家族の協力を得ることにより、家族機能が健全かどうかなども探ることができます。

教員の評価も人格形成に影響

大人の発達障害の問題で来院する患者さんの、小中学校時代の通知表を見ると、先生が発達の問題に気づかず、子どもを傷つけるような評価をしているケースが見受けられます。無知・無理解で人格にゆがみが生じ、現在も苦労される方も……。

発達障害のおもな検査

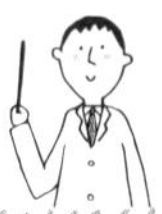

精神疾患の診断を下す際、アメリカ精神医学会がつくったDSM－5とWHO（世界保健機関）がつくったICD-11のふたつの診断基準のいずれか、または両方が一般的に用いられます（P85）。発達障害の診断において、これらの診断基準では検査の必要性については言及されていませんが、多くの精神科では心理検査（P81・83）が用いられます。

私のクリニックでは、本人が発達の問題の有無を確認し、障害について納得するには、より客観的な検査が有効だと考え、心理検査のほかに画像検査なども行っています。

発達成育歴

問診

⇒これまでの認知特性・行動特性を明らかにする

子どもの頃のことについてヒアリングする。ただし本人だけではわからない情報が多いため、幼少期をよく知る人物（母親など）に同席してもらったり、生育歴を記入してもらったりして、それを見ながら話を聞きます。

また、母子手帳、連絡帳、成績表があれば持参してもらいます。母子手帳に残っている発達の過程や医師・看護師のコメント、幼稚園・保育園での連絡帳、小中学校の成績表の教師のコメントなどを参考にします。

近年、発達障害と低出生体重児の関係も注目されています。母子手帳で出生体重（2,500g未満）を確認することもあります。

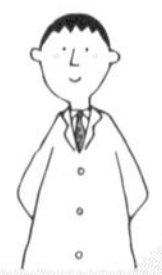

《発達生育歴のチェック》

- ☐ ハイハイによる後追いが見られなかった。
- ☐ ひとり遊びが多かった。
- ☐ 砂や水を触るのを異様にいやがった。
- ☐ 育てにくいと感じることが多かった。
- ☐ 成長とともに周囲とのトラブルが増えた。
- ☐ かんしゃくを起こしたり、奇声を上げたりすることが多かった。
- ☐ 会話がかみ合わないことが多かった。

など

MSPA（発達障害の特性別評価法）

心理検査

⇒特性を視覚的に理解するためのレーダーチャート

コミュニケーション、集団適応力、こだわり、感覚など14項目からなるレーダーチャート。個々の特性を、本人、家族、支援者などが視覚的に理解できます。

生活の現場で必要とされる支援の内容を考えたり、二次障害の予防策を検討したりする際の手がかりになります。

《MSPAのレーダーチャートの例》

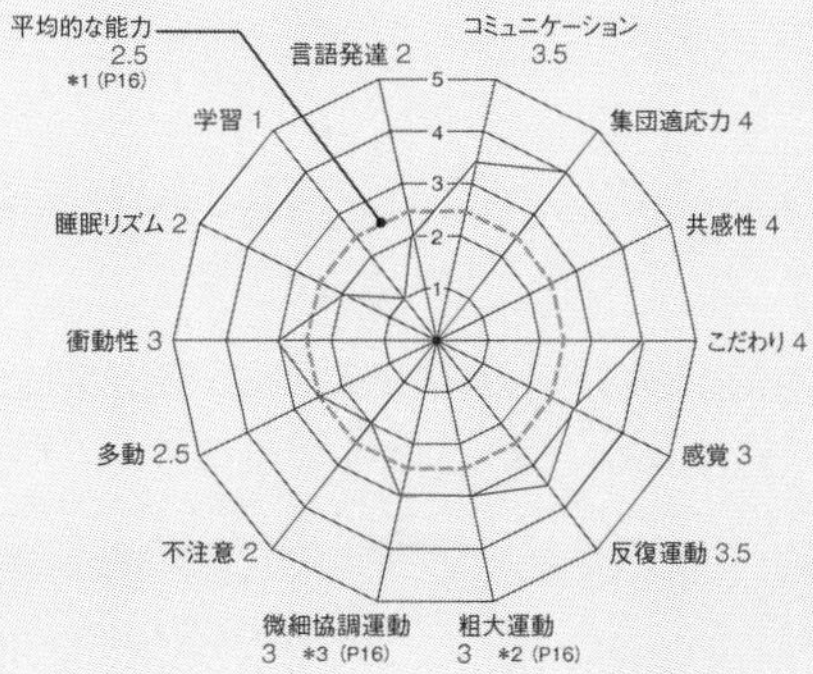
平均的な能力
2.5
*1 (P16)
言語発達 2
コミュニケーション
3.5
学習 1
集団適応力 4
睡眠リズム 2
共感性 4
衝動性 3
こだわり 4
多動 2.5
感覚 3
不注意 2
反復運動 3.5
微細協調運動
3　*3 (P16)
粗大運動
3　*2 (P16)
5
4
3
2
1

専門家だけでなく、本人、医師、心理士などが共同で作成します。1、2は生活上問題なし。3以上はなんらかの支援が必要です。

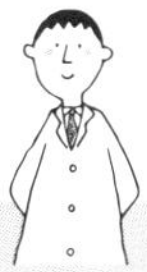

家族歴

問診

⇒遺伝的な影響の有無を確認する

遺伝の影響も考えられるため、家族や親戚に発達の問題がある人がいるかどうか、またその人と似た特性が本人にあるかどうかを確認します。

また、系譜をさかのぼれる場合は、曾祖父母の代くらいまでに発達の問題があると思われる人がいるかどうかも尋ねることがあります。

発達障害が必ずしも遺伝によるものとは限りませんが、さまざまな研究結果により、否定することはできません。本人が障害を理解し受け入れるためにも、家族歴の情報は役立ちます。

脳波検査

生理
機能検査

⇒脳の活動性を確認、症状やほかの病気の有無を見る

　複数の異なった状況下での連続的な脳の活動性を、脳波で調べます。

　脳の活動性が高まりすぎる「抑制機能障害」、「刺激過敏」あるいは「刺激への反応のばらつき」の有無を確認します。

　また、発達障害はてんかんの併存率も高く、ASD では５～38％、ADHD では12～17％にてんかんが併存します。脳波異常がないかもチェックします。


「てんかん」は意識を失い全身がけいれんしたり、ぼんやりしたりといった症状もあります。気づかれないことも多いため、脳波の異常を調べる検査は重要なのです。

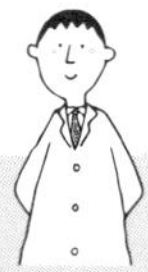

甲状腺機能検査

生理
機能検査

⇒甲状腺ホルモンの分泌異常の有無を見る

　甲状腺機能低下症、甲状腺機能亢進症がある場合、注意欠如や多動、感覚過敏、または低下など、発達障害とよく似た症状が出ることがあります。脳波検査を行う際に、採血を行い、甲状腺ホルモンの分泌異常の有無をチェックします。

その他の血液検査

生理
機能検査

⇒薬物療法開始前に異常の有無を見る

　発達障害かどうかを診断するために行うものではありません。診断後に、本人が抱えている困難を解消する薬物療法を施す際、血液所見に異常がないかどうかをチェックするためのものです。脳波検査時と同時に行います。

知能検査（WAIS-Ⅳ）

心理検査

⇒4つの指標で脳の発達、能力の偏りを確認する

脳の発達にどのような偏りが認められるかをチェックします。

WAIS－Ⅳ（ウェクスラー式知能検査の成人用第４版）では「言語理解」「知覚推理」「ワーキングメモリー」「処理速度」の４つの指標と、それらを合わせた総合的な指標（全検査 IQ）を用いて特性を評価します（児童版は WISC)。

これによって、偏りの有無を知り、本人の得手不得手を客観的に理解する手助けにもなります。

WMS-R

心理検査

⇒記憶力と注意・集中力をチェック

WMS－R（ウェクスラー成人記憶検査）は、記憶と注意・集中のふたつの指標から行われる知能検査。言語問題と図形問題が出されます。短期記憶機能や長期記憶、言語性記憶、非言語性記憶など記憶のさまざまな面を測定します。

注意・集中力の状態も判明します。

WCST

心理検査

⇒遂行機能の特徴から発達障害の特性を知る

WCST（前頭葉認知度試験ソフト／ウィスコンシン・カード・ソーティング・テスト）では、「ウィスコンシン・カード」という赤・緑・黄・青の三角形・星型・十字型・丸からなる図形のカードを使い、ものごとをやりとげる能力（遂行機能／実行機能）の特徴を調べます。遂行機能に、注意・集中力の問題、衝動抑制の問題、注意の切り替えの問題（焦点変換困難）などがどう影響しているかによって、ASD、ADHD などの特徴の有無を知ります。

MRI

画像検査

⇒脳の病気や部分的な偏りの有無を見る

MRI（磁気共鳴画像）では、強い磁石と電磁波で頭部の断面像を撮影し、脳の形や大きさを見ます。

まず、脳自体に、認知症や高次脳機能障害、脳腫瘍などの機能的な病気が起きていないかどうかを見ます。また、発達障害がある人の脳は、じゅうぶん発達しているものの、部分的に左右対称に未熟で小さいところが見られたり、部分的に大きいところが見られたりします。この部分的な偏りの有無も確認します。

SPECT（脳血流シンチグラム）

画像検査

⇒脳の血流分布から活動量を確認

放射性同位元素を静脈に注射し、脳の血流の分布を画像で確認します。脳の活動量が低下しているところは血流分布が乏しくなります。脳波だけではわからない脳の内側の深部の情報を見ることができます。ほかの画像データとあわせて診断します。

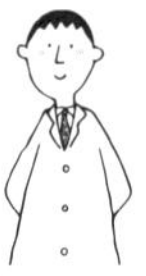

一般的なクリニックでSPECTまで行うところはあまりありませんし、そこまでする必要はないと考える医師もいます。
ただ、発達障害グレーゾーンの人のなかには、診断に対して懐疑的な人もいます。
より客観的にわかりやすい画像検査を行うことで、本人が納得することができます。
診断の精度を向上させ、治療の方向性を明確にすることもできます。

自分自身を客観的に
知ることから!

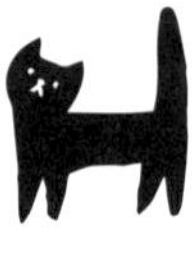

発達障害の線引きはどこで決まる?

●発達障害の診断は精神科医が下す

精神疾患には数値で測定できる客観的な基準がありません。このため、以前は医師の主観に頼って診断が行われ、診断名にばらつきが生じていました。また、疾患ごとの正確なデータが集めにくく、臨床研究の妨げにもなっていました。

この状況に対する解決策として、アメリカ精神医学会が診断基準 DSM-3（1980年）において提示したのが「操作的診断」です。操作的診断とは、各疾病に特徴的な症状について患者さんが該当する項目をチェックし、該当する項目数によって診断を下す方法です。この方法が導入されたことにより、診断のばらつきが抑えられ、医師の主観に頼らない均一な診断が可能となりました。

● DSM－5とICD－11、ふたつの診断基準

現在精神疾患に用いられている診断基準は、アメリカ精神医学会が作成する DSM と WHO が作成する ICD です。

DSM は第 5 版の DSM-5（2013 年）が最新版です。

ICD は身体疾患・精神疾患を含めた WHO の診断基準で、2018 年に作成された ICD-11 が最新版です。WHO 加盟国は統計報告に ICD を使うことを義務づけているため、日本でも公式な診断や報告には ICD-11 が用いられています。

DSM-5 と ICD-11 に大きな相違はありません。ふたつの改訂版で特筆すべき点は、両者とも発達障害について新たに「神経発達症」という分類を設け、知的発達症、自閉スペクトラム症、多動性障害を「神経発達の問題から生じる疾患」というひとつのカテゴリーにまとめたことです。今後は発達障害から神経発達症という名称に変わっていくだろうと予想されます（本書では便宜的に旧来の発達障害という言葉を使っています）。

●重要なのは本人の困り感

操作的診断の導入は、診断基準の信頼性を高めるうえで非常に意義のあるものでした。わが国の医療保険制度の運用にも役立てられています。ただし、現場の医師にとって、それは絶対的なものでなく、あくまでガイドラインという認識です。

たとえば同じ項目にチェックが入っている患者さんでも、その背景や経緯などはまったく異なります。操作的診断の背後にあるそれらの要因を見落としてはならないのです。患者さんにとって大事なのは診断名ではなく「困り感」です。医師は診断を下しますが、治療を始めたら診断名は必要ありません。医師の役目は病名を伝えることではなく、患者さんの困りごとを解消することだからです。

診断の受容

否認の気持ちが増す人も。診断の受け入れから治療が始まる

検査が終わると本人に結果を伝え、治療を開始します。ところがすべての患者さんが結果を素直に受け入れてくれるわけではありません。

考え方に癖があり、受け入れるのが難しい人もいる

発達障害の診断が下ると「やっぱりそうか」とホッとする人がいる一方、「そんなことはありません」と、拒否する人もいます。

素直に診断が受け入れられない理由には、発達障害の特性にともなう自己概念のゆがみがあります。生育過程で強い劣等感にさいなまれたことがあると、自己を正しく認識することが難しくなります。

また特性である自分の考えへのこだわりにより、指摘を受け入れられない人もいます。

医師は、患者さんが自分でなんとかしようとするのを手助けすることはできます。しかし、自覚がなく、治そうと思わない人の治療はなかな

か困難です。大人の発達障害の場合、人から指摘されて仕方なく来院する人もいます。説明しても言葉が素通りし「のれんに腕押し」と感じることがあります。

なかでも困難なのは、知的発達症が見られるケースです。説明を理解できないことがあります。加えて幼少期からわからなくても知っているようにふるまうことで適応してきた面もあり、実際にどの程度「わかっている」のかは診察を進めていかないと判然としません。

診察を重ねるなかで医師と信頼関係をつくっていく

患者さんのなかには、発達障害の診断を下した医師に不信感を抱く人もいます。診断の衝撃が大きいと、発達障害である自分自身を責め、同時にそういう状態に追い込んだ相手を攻撃してしまうことがあるのです。受診によって否応なく過去のできごとを思い出し、つらい気持ちになることも関係するのかもしれません。

診断時にこのような状態になると、治療を進められません。医師としては丁寧に話をし、信頼関係を構築するよう努めますが、なかなかうまくいかないこともあります。ただ、自覚を促さないと治療は始まらないため「恨まれても仕方ない」と覚悟して検査結果を本人に伝えます。

はっきりした診断が下らなかったとしても……

医療機関で「グレーゾーンですね」と言われ、明確な発達障害の診断を受けなかった場合でも、強いストレスや抑うつに苦しんでいるなら専門家に相談しましょう。メンタルクリニックなどで対処してくれます。

大事なのは「発達障害か否か」という診断名ではなく、あなたがいま感じている「困りごと」を解消することです。グレーゾーンの人の就労の悩みに応じてくれる公的な団体もあります（P74）。

治療

ADHDは薬物療法が有効。メインの困りごとに個別対応

発達障害には薬物療法や認知行動療法などを用いますが、治療のプロセスは複雑で一筋縄ではいきません。

薬で抑えられる症状があるなら、積極的に使用

発達の問題に対する治療には、認知行動療法的介入や、環境調整、対人スキルのトレーニングなどの心理社会的介入を試したうえ、効果がなければ薬を用いるのが基本とされています。

けれども、それはあくまで「純粋な」ＡＳＤやＡＤＨＤの話です。複数の障害が併存している患者さんには適していません。

私は患者さんの症状を見ながらまず薬を処方し、一つひとつ個別に対処していく療法をとっています。経験則に鑑みてこのプロセスに該当する「純粋な」ＡＳＤやＡＤＨＤはほぼ存在しないからです。

薬物療法でもっとも改善が見込まれるのはＡＤＨＤです。ダイレクト

にその症状を改善する効果的な薬があります。

治療に時間を要するのはＡＳＤです。有効な薬はいまだ見つかっていません。また身体感覚に問題のあるＤＣＤも薬物療法だけで対処することは不可能です。これらの場合は心理カウンセリングを丁寧に行い、認知行動療法的な関わりで、本人の問題に一つひとつ対処していきます。

「困りごと」の実情に注目することが大事

発達障害のタイプについて「こういう特性がありますよ」と定義することは簡単ですが、それをそのまま患者さんに当てはめることはできません。前述のようにほとんどのケースはいくつかの障害が複雑に絡み合い混在しているからです。

このため医師はつねにいくつかの障害の特性を念頭に置き診断します。「メインの症状にはＡＳＤ的な傾向が見られるけれど、双極性障害のような気分の変動が見られることがある」「ＤＣＤの診断だが、ＡＤＨＤ的な症状もあり、そちらの問題で生活に支障をきたしている」というように、表の症状と根底にある障害とを解きほぐしていくのです。

いうまでもなく、こうしたプロセスにおいては疾患の定義や病名よりも患者さんが抱えている「困りごと」に注目することが重要なのです。

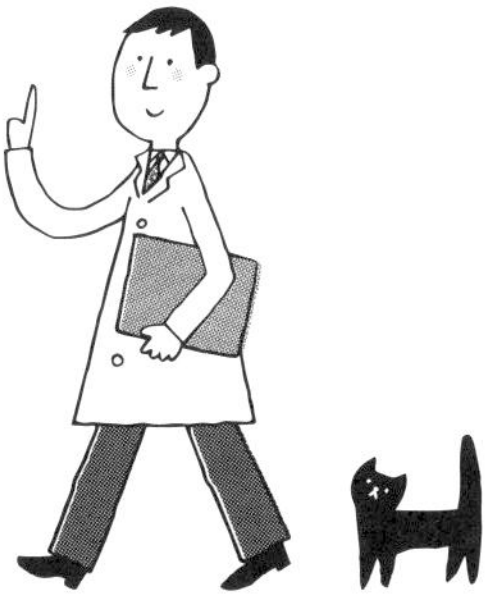

ADHDの治療

３つの薬物を使い
症状を抑える

不安症状を軽減し、衝動性を抑制する

アトモキセチン（医薬品名：ストラテラ）

神経伝達物質ノルアドレナリンの量を増やすことで、注意散漫、衝動性などを抑制する、選択的ノルアドレナリン再取込阻害薬。中枢神経系には作用せず、依存性が低い。不安を軽減する作用もあり、双極性障害やうつ病などの併存がある場合にも有効。ただし効果が現れるまでに２週間程度要することが多い。

不注意に効果があり、落ち着きが生まれる

メチルフェニデート（医薬品名：コンサータ）

神経伝達物質ノルアドレナリン、ドーパミンの分泌を促し、中枢神経系の働きを活発にして脳を覚醒させる中枢神経刺激薬。衝動性を抑え、落ち着きをとり戻す。注意・集中力を高める効果がある。

イライラやかんしゃくを抑える

グアンファシン（医薬品名：インチュニブ）

多動、衝動性、情動を抑制するグアンファシン塩酸塩徐放錠（選択的α2A アドレナリン受容体作動薬）。脳の前頭葉の活動を高め、情動を安定させることで、イライラやかんしゃくを抑制する。

ＡＤＨＤには、薬が効果的であることが知られています。「コンサータ」「ストラテラ」「インチュニブ」の３つがおもな薬です。

これらの薬の服用により注意散漫や衝動性が抑えられ、行動が落ち着くことで、ＡＤＨＤ特有の多動が抑えられます。

症状によって日常生活もうまく送れないようであれば試してみるといいでしょう。

ただし、ＡＤＨＤの人が薬を服用したからといって、突然、時間管理ができるようになったり、片づけができるようになったりするわけではありません。

たまにそういうケースもありますが、ごく稀です。

ASDの治療

こだわりや過剰反応に
抗精神病薬を使用

不安や興奮をしずめ、反復行動を改善

アリピプラゾール
（医薬品名：エビリファイ）

統合失調症の薬として用いられてきたが、自閉スペクトラム症によるかんしゃくや興奮をしずめる効果が認められている。神経伝達物質ドーパミンの過剰放出を抑えたり、逆に少なすぎるときには放出を促したりする両方の働きがある。結果的に精神状態を安定させる。

攻撃性やパニックを抑える

リスペリドン
（医薬品名：リスパダール）

統合失調症に用いられてきた薬だがASDによる過剰反応などにも効果が認められている。脳の中枢神経系に作用し、神経伝達物質ドーパミン、セロトニンの機能を調節。不安定な気分を落ち着かせ、パニックや攻撃的な衝動を抑制する。

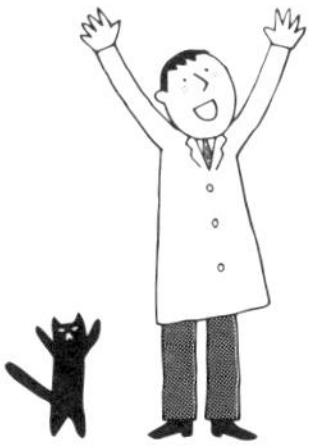

上記のふたつの薬は、
子どもに処方する時には保険適用ですが、
成人の場合は保険適用外です。

ＡＳＤにはあまり効果的な薬がありません。現在有効とされているのは、自閉的なかんしゃくを抑えるための抗精神病薬ぐらいです。

オキシトシンというホルモン物質が有効なのではないかと研究が進められていますが、いまのところよい結果は得られていません。

子どもの常同的過剰反応に対しては「リスパダール」と「エビリファイ」という薬があります。

これらの薬は常同的過剰反応を抑え、想定外のことが起こったときのパニックや情緒不安定などを予防する効果が認められ、必要に応じて処方されています。

ただし、どちらも成人には保険適用外とされています。

DCDの治療

薬物療法で
有効なものはない

方法1 職場などの環境調整を依頼する

職場で担当している業務を見直し、どうしても時間がかかってしまうものについては担当を外してもらう、または情報通信技術（ICT）などを用い、苦手な部分を補えるよう、人事部などに環境調整を依頼する。

方法2 苦手なことをしなくて済むようにする

日常生活のなかの苦手な動作については、それを回避できるような工夫をする。
たとえば靴やネクタイなどを着脱しやすいものに変えたり、障害があっても使用できるユニバーサルデザインの文具類を使って作業したりする。

「できる仕事こそ向いている仕事」と割り切って就労先を選ぶことも大事かもしれません。

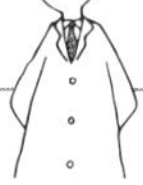

方法3 できることだけを行える環境に移る

職場の環境調整が難しく、二次障害を起こす恐れがあるなら、転職を検討する。できることを行えるような業務内容の仕事を探す。また発達障害の診断が下っているなら、障害をオープンにし、障害者雇用を行っている企業に就職する。

ＤＣＤには効果的な薬物療法はありません。ＡＤＨＤとの重なりがある人もいて、ＡＤＨＤの薬を処方する医師もいます。

しかし、ＤＣＤが大幅に改善されるわけではありません。

ＤＣＤの場合、支援を受けることを考えたほうがいいでしょう。職場でも周囲に理解を促し、本人のペースを尊重してもらいます。早い人は遅い人に合わせられますが、逆は不可能です。なかなか難しいと思いますが、「待つ」ことが許容されるような業務に当たらせてもらうように、環境調整が必要です。

人と比較されず、自分のペースで好きなことに集中し、楽しむ時間をつくることが大切です。

感覚過敏への対応

自分なりの工夫を。
職場にも認めてもらう

アイテムで対処

音 ⇒耳栓、イヤーマフ、ノイズキャンセリング・ヘッドホン

仕事中でも、音を遮断するヘッドホンなどの使用を許可してもらう。また、集中しなければならない業務の際は、個室で作業するなどの対策を。

光 ⇒遮光メガネ、視界を狭めるフードつきメガネ

ライトの光の影響を弱める遮光レンズが使われたメガネや、フレームの上下とサイドが覆われた視界を狭めるフードがついたメガネなどを使用する。

におい ⇒マスク

マスクの使用とともに、どんなにおいが気になるのかを特定して、環境に合わせた対策を。たとえば芳香剤の種類を変えたり、サーキュレーターなどで空気を拡散したりするなど。

有効な薬を服用

脳の興奮をしずめる効果がある

バルプロ酸ナトリウム（医薬品名：デパケン）

抗てんかん薬のひとつで、双極性障害や偏頭痛の治療薬としても処方される。神経伝達物質のガンマアミノ酪酸（GABA）の脳内濃度を高め、脳の興奮をしずめる効果がある。

妊娠中の方は使用できません。

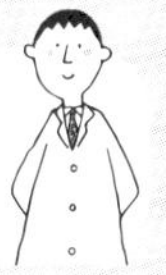

発達障害は鈍感なところと敏感なところが偏っており、感覚過敏を合併しやすい傾向があります。

とくに顕著なのがＡＳＤです。音や光、触覚に過剰に反応します。たとえば服のタグがかゆくて仕方がないなどが顕著な例です。症状を対症療法的に抑えることはできますが、特定の過敏性を抑える薬はありません。本人が過ごしやすいように環境調整するしかありません。

ＤＣＤやＡＤＨＤでも感覚過敏を生じることがあります。

なかには、職場の音が気になり、仕事に集中できないという人もいます。ノイズキャンセリング・ヘッドホンなどを用いて対処する人が多いようです。

Doctor's VOICE

障害を告げる難しさ。まずは身近な人に理解してもらう

発達障害に対する偏見はいまだに多い

自分に発達障害の問題があることを、他人に伝えるかどうかは躊躇するものです。

残念ながら世のなかには偏見というものが存在します。発達障害という言葉を聞いたことがある人でも、障害の中身がどういうものなのかを正しく理解しているとは限りません。

発達障害がここまで認知され、身近になったのはここ10～20年のこと。ある世代以上の人たちにとっては、メディアで見聞きした知識しかありません。「空気が読めない」と先入観をもたれたり、「心の病か」と言われたり。なかには「ただの甘えじゃないのか」と突き放されたり「誰でもそういうことあるよ」と軽く見られたりすることもあるでしょう。

打ち明けるメリットがあるかどうかは難しいところだと思います。

全員の理解より、近くの味方をつくる

障害を告白してもしなくても、大切なのは孤立しないことです。ひとりで悩めば、二次障害の危険があります。

障害について全員に理解してもらう必要はありません。まず、身近にいる信頼できる人だけに自分のことを話してみてください。自分のことをわかってくれる人がいるという安心感はなにものにも代えがたい良薬です。ひとりずつ理解者を増やしていきましょう。最近は、オンライン上で同じ障害をもつ人同士が集うサイトなどもあります。バーチャルな空間でも、悩みを共有できれば気持ちが軽くなるものです。

おわりに

2011年4月に『発達障害かもしれない大人たち』（PHP研究所）という本を書きました。その後、国際的な診断基準の変化にともない、名称が変わるなどをくり返し、現在では発達障害から神経発達症と呼び名が変わる移行期に当たります。しかし、発達障害の中身、治療法などは、2011年当時からそれほど変化していません。

変わったといえば、グレーゾーンと呼ばれる定型発達と発達障害のはざまの人たちの存在に注目が集まるようになったことです。なぜか社会生活をうまく送れず、疲弊していた人たちが、「大人の発達障害」という言葉に出会い、受診されるようになりました。

本書のサブタイトルにある“過剰適応”は適応障害のひとつ。強いストレスに長きにわたりさらされれば、誰にでも生じ得るストレス反応です。発達障害の人は、その特性により一定以上のストレスに長期間さらされます。過剰適応を含む適応障害が、普通の人より多く認められます。

本書では過剰適応への重要で有益な対処法を紹介しました。発達障害の認知度が高まったとはいえ、まだまだ障害のある人には厳しい世のなかです。この本が発達障害の人たちに役立つことを、また社会が障害の特性によってくたびれている人にもっと寛容になることを、切に願っています。

林 寧哲（はやし・やすあき）

精神科医。ランディック日本橋クリニック院長。日本精神神経学会認定精神科専門医。

1993年北里大学医学部医学科卒。北里大学耳鼻咽喉科頭頸部外科、国立相模原病院耳鼻科、国立霞ヶ浦病院内科、国立療養所晴嵐荘病院循環器科、医療法人聖嶺会立川病院内科などを経て、2003年9月福島県立医科大学医学部神経精神医学講座に入局、同大学院の研究生となる。2004年5月東京・日本橋にランディック日本橋クリニックを開業し、多くの成人の発達障害の診療にあたる。著書に『発達障害かもしれない大人たち』（PHP研究所）、監修書に『これでわかる大人の発達障害―「生きづらさ」解消のヒントが満載!』（成美堂出版）『ちょっとしたことでうまくいく 発達障害の人が上手に働くための本』（翔泳社）『大人の発達障害 グレーゾーンの人たち（健康ライブラリー）』（講談社）などがある。

●ランディック日本橋クリニック　東京都中央区日本橋2-16-13　ランディック日本橋ビル2F
電話　03-5255-7588
URL　http://www.landic-nihonbashi.com

［参考資料］
『発達障害かもしれない大人たち』林寧哲著（PHP研究所）
『ちょっとしたことでうまくいく 発達障害の人が上手に働くための本』對馬陽一郎著、林寧哲監修（翔泳社）
『大人の発達障害 グレーゾーンの人たち（健康ライブラリー）』林寧哲、OMgray事務局監修（講談社）

心のお医者さんに聞いてみよう
発達障害《はったつしょうがい》の人《ひと》が“普通《ふつう》”でいることに
疲《つか》れたとき読《よ》む本《ほん》
“過剰適応”からラクになるヒント

2023年5月31日　初版発行

監修者‥‥‥‥林《はやし》 寧哲《やすあき》
発行者‥‥‥‥塚田太郎
発行所‥‥‥‥株式会社大和出版
東京都文京区音羽1-26-11　〒112-0013
電話　営業部03-5978-8121／編集部03-5978-8131
http://www.daiwashuppan.com
印刷所‥‥信毎書籍印刷株式会社
製本所‥‥株式会社積信堂

ISBN978-4-8047-6413-9